中国医学临床百家

古洁若 /著

脊柱关节炎

古洁若 2018 观点

U0333346

科学技术文献出版社
SCIENTIFIC AND TECHNICAL DOCUMENTATION PRESS

·北京·

图书在版编目（CIP）数据

脊柱关节炎古洁若2018观点 / 古洁若著. —北京：科学技术文献出版社，2018.3（2019.1 重印）

ISBN 978-7-5189-3982-4

Ⅰ.①脊… Ⅱ.①古… Ⅲ.①脊柱病—关节炎—诊疗 Ⅳ.① R681.5

中国版本图书馆 CIP 数据核字（2018）第 036937 号

脊柱关节炎古洁若2018观点

策划编辑：巨娟梅　　责任编辑：巨娟梅　　责任校对：文　浩　　责任出版：张志平

出　版　者　科学技术文献出版社

地　　　址　北京市复兴路15号　　邮编　100038

编　务　部　（010）58882938，58882087（传真）

发　行　部　（010）58882868，58882870（传真）

邮　购　部　（010）58882873

官 方 网 址　www.stdp.com.cn

发　行　者　科学技术文献出版社发行　全国各地新华书店经销

印　刷　者　北京虎彩文化传播有限公司

版　　　次　2018 年 3 月第 1 版　2019 年 1 月第 2 次印刷

开　　　本　710×1000　1/16

字　　　数　129千

印　　　张　14　彩插2面

书　　　号　ISBN 978-7-5189-3982-4

定　　　价　118.00元

序
Foreword

韩启德

  欧洲文艺复兴后，以维萨利发表《人体构造》为标志，现代医学不断发展，特别是从 19 世纪末开始，随着科学技术成果大量应用于医学，现代医学发展日新月异，发生了根本性的变化。

  在过去的一个世纪里，我国现代化进程加快，现代医学也急起直追。但由于启程晚，社会经济发展落后，在相当长的时期里，我国的现代医学远远落后于发达国家。记得 20 世纪 50 年代，我虽然生活在上海这个最发达的城市里，但是母亲做子宫切除术还要到全市最高级的医院才能完成；我患猩红热继发严重风湿性心包炎，只在最严重昏迷时用过一点青霉素。20 世纪 60—70 年代，我从上海第一医学院毕业后到陕西农村基层工作，在很多时候还只能靠"一根针，一把草"治病。但是改革开放仅仅 30 多年，我国现代医学的发展水平已经接近发达国家。可以说，世界上所有先进的诊疗方法，中国的医生都能做，有的还做得更好。更为可喜的是，近年来我国医学界开始取得越来越多的原创性成果，在某些点上已经处于世界领先地位。中国医生已经不再盲从发达国家的疾病诊疗指南，而能根据我们自己的经验和发现，根据我国自己的实际情况制定临床标准和规范。我们越来越有自己的东西了。

要把我们"自己的东西"扩展开来，要获得越来越多"自己的东西"，就必须加强学术交流。我们一直非常重视与国外的学术交流，第一时间掌握国外学术动向，越来越多地参与国际学术会议，有了"自己的东西"也总是要在国外著名刊物去发表。但与此同时，我们更需要重视国内的学术交流，第一时间把自己的创新成果和可贵的经验传播给国内同行，不仅为加强学术互动，促进学术发展，更为学术成果的推广和应用，推动我国医学事业发展。

我国医学发展很不平衡，经济发达地区与落后地区之间差别巨大，先进医疗技术往往只有在大城市、大医院才能开展。在这种情况下，更需要采取有效方式，把现代医学的最新进展以及我国自己的研究成果和先进经验广泛传播开去。

基于以上考虑，科学技术文献出版社精心策划出版《中国医学临床百家》丛书。每本书涵盖一种或一类疾病，由该疾病领域领军专家撰写，重点介绍学术发展历史和最新研究进展，并提供具体临床实践指导。临床疾病上千种，丛书拟以每年百种以上规模持续出版，高时效性地整体展示我国临床研究和实践的最高水平，不能不说是一个重大和艰难的任务。

我浏览了丛书中已经完稿的几本书，感觉都写得很好，既全面阐述有关疾病的基本知识及其来龙去脉，又介绍疾病的最新进展，包括笔者本人及其团队的创新性观点和临床经验，学风严谨，内容深入浅出。相信每一本都保持这样质量的书定会受到医学界的欢迎，成为我国又一项成功的优秀出版工程。

《中国医学临床百家》丛书出版工程的启动，是我国现代医学百年进步的标志，也必将对我国临床医学发展起到积极的推动作用。衷心希望《中国医学临床百家》丛书的出版取得圆满成功！

是为序。

作者简介
Author introduction

古洁若，中山大学附属第三医院教授、主任医师、博士研究生导师，风湿免疫科主任；曾在美国加州大学洛杉矶分校风湿病研究中心留学3年和任美国国立卫生研究院（NIH）研究员1年。成为首届"中山大学名医"、国务院特殊贡献津贴专家、国家自然科学基金杰出青年基金获得者。获得原卫生部科技教育司"教书育人，管理育人，服务育人"先进个人荣誉奖和2017年首届国家名医"国之名医·卓越建树"荣誉称号等。现任国际强直性脊柱炎专家委员会成员、中华医学生物免疫学会风湿免疫学分会主任委员、中国医师协会风湿免疫科分会副主任委员、中国医师协会免疫吸附学术委员会副主任委员、中国风湿免疫病医联体联盟理事会副理事长、广东省健康管理学会风湿免疫学和康复专业委员会主任委员。曾任中华医学会风湿病学分会副主任委员、广东省医学会风湿病学分会主任委员等。

从事医教研工作35年，对各种风湿性疾病的诊断和治疗有较深的造诣，尤其对脊柱关节炎/强直性脊柱炎、高尿酸血症/痛风的临床和基础研究部分达到国际前沿和国内领先水平。历年来在国内外共发表论文 200 余篇，其中在 *Nature Genetics*，*Arthritis & Rheumatism* 等 SCI 收录杂志中以第一或通讯作者发表 100 余篇。主编出版《脊柱关节炎与强直性脊柱炎》《临床风湿病学教程》《风湿免疫科疾病临床思维》等多部作品，担任普通高等教育"十一五"国家级规划医学双语教材英文版《内科学》风湿病学分科主编，参编人民卫生出版社《内科学》第 7 版、第 8 版、第 9 版风湿病学章节。

近年来先后负责国家重点研发任务、"863"项目、国家自然科学基金、国家卫生和计划生育委员会临床学科重点项目等 60 余项国家级及省部级课题。获得中国女医师协会五洲女子科技奖：临床医学科研创新奖；获得 2016 年高等学校科学研究优秀成果奖自然科学一等奖。

前 言
Preface

　　中国的医改急速更新，很振奋人心，医务人员面临的挑战和机遇并存。我们努力的方向是实现"健康中国"这一目标。作为一名有35年医疗、教学、科研经历的医务工作者，我常在思考：如何做得更好和变得更好？在我主要从事的"风湿免疫病"领域，我和很多同事一样执着地在"脊柱关节炎和强直性脊柱炎"方面孜孜不倦地工作着。每当在日常工作中遇到患该病已多年，还不知自己何病，如何治疗的漏诊、误诊病例时，我都有一种冲动，想要立即把这些患者集中起来做患者教育。终于，在2012年我们组建了"中国强直性脊柱炎病友会"。然而，在面对十多万名患者的交流圈时，我又犯难了。知识在不断更新，双向转诊和基层医疗该如何结合？对不同的医师和患者群，为了提高我们的诊治水平，哪些引导适合，哪种形式他们更能理解和依从？

　　"中国医学临床百家丛书"的《脊柱关节炎古洁若2018观点》一书，将从脊柱关节炎的现状、病因和发病机制、诊断、治疗原则等方面入手，简要介绍了该病相关的新进展，既有权威国际诊治指南的介绍，又通过我们的实践、思考和整理，把我本人和团队的经验，结合其他专科同道的观点分享给大家，希望能为临床一线医师和医学生提供有用的专业指导和学习材料，帮助大家对该病的认识能从陌生到熟悉，从恐惧到淡定，最终实现治疗达标的完美境界。

鉴于我们有限的专业知识水平，书中难免存在错误和疏漏，期盼读者们给我们提出宝贵的建议并进行指正，让我们携手共建健康中国的美好明天！

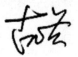

目 录

Contents

2016EULAR 中轴型脊柱关节炎治疗指南 &2017 年达标治疗共识简析 / 133

脊柱关节炎与强直性脊柱炎

1. 脊柱关节炎是以强直性脊柱炎为原型的一类疾病

以往强直性脊柱炎（ankylosing spondylitis，AS）患者的分类都以 1984 年改良版的纽约标准为基础。2009 年和 2010 年，国际脊柱关节炎评估协会（Assessment of Spondyloarthritis International Society，ASAS）发表了两套独立的脊柱关节炎（spondyloarthritis，SpA）分类标准，该分类标准涵盖面较广，分别为中轴型 SpA 的 ASAS 分类标准和外周型 SpA 的 ASAS 分类标准。AS 属于中轴型 SpA。

SpA 是一系列的疾病，包括 AS、影像学阴性的中轴型脊柱关节炎（non-radiographic axial spondyloarthritis，nr-axSpA）、银屑病相关关节炎和炎症性肠病相关关节炎等。不同形式的 SpA 具有多种共同的临床特征，最突出的特征是中轴关节（尤其是骶髂关节）有炎症导致的慢性腰痛、不对称的寡关节炎（尤其是下肢）、指／趾炎（腊肠样指／趾）和附着点炎（韧带或肌腱的骨骼附着处炎症）；SpA 与影像学上的骶髂关节炎和 *HLA-B*27* 基因密切相关。

可见，做出上述 SpA 分类的每种类型并不一定代表某个独立的疾病，它们的临床症状、实验室检查和影像学检查结果可能有所重叠。对于疑似 SpA 的患者，不论类型如何，如 nr-axSpA，它的诊断和处理方法都大体类似。值得强调的是 SpA 和 AS 二者的发展和预后有所不同，早期 SpA 的发展轨迹每个患者都有差异，与该病的不同遗传背景、涉及的疾病、相关环境因素等有关，临床上对其进行分类时要注意：①每种类型并不一定代表某个独立的疾病，它们的临床症状、实验室检查及影像学检查结果可能有所重叠。②对于病程半年至 1 年无论症状是否典型的疑似 SpA 患者，不论类型如何，如 nr-axSpA，诊断和处理方法很大程度上都是类似的，越早治疗越好。③值得注意的是每个人致病风险的内因和外因各不相同，临床表型也有差异，以至于每个患者发病过程的个人差异可以直接导致病情发展速度，甚至对药物的反应都不一样。④早期 SpA 患者是否一定会发展为 AS？其实不一定，影响的因素较多，只是其中一部分患者会发展为 AS。事实上，越来越多的专家会倾向于把 SpA 和 AS 统一称为中轴型脊柱关节炎（axial spondyloarthritis，axSpA）。⑤有关 axSpA 典型症状，炎症性腰背痛的其中一条评判标准——年龄＜ 45 岁，其界限需要进一步斟酌，因为临床上，少数患者在 45 岁以后才有明显的症状，此外，幼年起病的患者延续到成年后，是否一样建议再分类？即使该分类指南应用多年，依然有相当一部分患者不符合该分类标准。⑥临床上延误诊断的现象还较严重，据不完全统计误诊时间长达 5 年以上，为此，应继续推广并不断更新该病的分类指南。可见，我们还需在该病的精准预警和诊治上不懈努力！

2. 脊柱关节炎分类标准的应用促进了对其的早期诊断

AS 是一种很古老的疾病，在几千年前古埃及人的骨骼中就发现有 AS 的证据。无独有偶，距今 2000 年以前，希腊名医希波克拉底描述了一种疾病，患病者有骶骨、脊椎、颈椎部的疼痛。然而，这一古老的疾病直至 1961 年才有首个国际通用分类，即 AS 的罗马分类标准。这一标准是基于放射学证据诊断的，对 AS 的诊断具有较高的特异性，因而一直都处在不可取代的位置。绝大多数 AS 患者会出现炎症导致的骶髂关节和（或）脊柱关节的结构破坏。在对 AS 确诊病例的长期随访中，可以观察到 90% 以上的患者会出现骶髂关节的放射学改变，50% ~ 70% 的患者则会在疾病晚期出现放射学可见的邻近椎骨的骨性强直或椎间小关节的强直。放射学改变在 AS 患病人群中的发生率很高，这也奠定了放射学在 AS 诊断中不可动摇的地位。

然而，AS 的平均发病年龄在 24 ~ 28 岁，但初次诊断的平均年龄却在 33 ~ 39 岁。该病从起病开始，需要经历 8 ~ 11 年的时间，才能获得明确的诊断。产生这种诊断延迟的原因之一，即是 SpA 患者从出现临床症状到发生放射学上确定的骶髂关节炎，需要经历一定的时间，而 SpA 的诊断又很大程度上依赖于放射学证据，包括 1984 年的纽约修订标准亦是如此（明确诊断仍然依赖于 X 线片的双侧 2 级以上或单侧 3 级以上的骶髂关节炎），只有部分 AS 患者在出现症状后 10 年内发生骶髂关节的放射学改变。由于 AS 临床症状与放射学改变之间存在时间差，依靠放射学改变做诊断，明显地延迟了疾病的诊断时间。也就是说，患者得到诊断的时间往往已不是疾病早期，由此造成了该疾病早期诊断的延误，也致使这部分患者错过了早期治疗的机会。

近年来，对 AS 及 SpA 的疾病诊断及分类，尤其是早期 SpA 的分类诊断，较为公认的是诊断参数的概念。中轴型 SpA 的疾病发生概率取决于个体具有的诊断参数。慢性背痛的患者中，中轴型 SpA（AS 和无放射学改变的 AS）的比例大约在 5%。每一项 AS 的诊断参数对诊断 AS 的权重是不同的，综合相关研究的结果，总结出每一个诊断参数的似然比（LR）。将慢性背痛个体具有的诊断参数作为积累值，将其 LR 相乘，得到 LR 乘积。该值的大小取决于诊断参数的数目及诊断参数的 LR，以及在诊断中所占权重。LR 乘积越大，发生中轴型 SpA 的概率越大。LR 乘积为 20、80、200 时 SpA 发生的概率分别为 50%、80%、90%。显然，当慢性背痛患者具有 3～4 个诊断参数时，患病概率约为 90%，而具有 3 个或 2 个参数时的患病概率则为 80% 或 50%。

在各项诊断参数中，LR 最高的即为放射学 3 级的骶髂关节炎，满足该参数的患者确诊为 AS 的概率为 50% 以上。而 *HLA-B*27* 阳性和典型的 MRI 表现所占权重仅次于放射学 3 级关节炎；若同时具备该两项的炎性背痛患者，患 AS 的概率在 80% 以上。这对于无放射学改变的早期 AS 患者有非常重要的意义。这也再次强调了 *HLA-B*27* 及 AS 的 MRI 改变在 AS 诊断中的重要地位。

Rudwaleit 等评估了每一项参数的敏感性和特异性，并且推算出每一个诊断参数的 LR。LR 用于评估满足相应诊断参数的患者，诊断为该疾病的期望值，它同时包含了对灵敏性和特异性的评估。阳性似然比 = 敏感性 /（1– 特异性），用于参数存在时；阴性似然比 =（1– 敏感性）/ 特异性，用于参数不存在时。

根据诊断参数的 LR，结合临床操作的可行性，可得出 AS，尤其是早期 AS，以及中轴型 SpA 诊断的基本思路（图 1）。

图 1 展现了对早期无放射学改变的中轴型 SpA 患者的诊断流程。根据诊断流程不难看出，无明确的放射学骶髂关节改变的患者，至少需要满足炎性背痛要点，加上 2～3 条 SpA 特征（临床表现、实验室检查或影像学改变），才可较有把握地诊断为中轴型 SpA。对无放射学骶髂关节炎的炎性背痛患者进行 *HLA-B*27* 筛查，具有较为重要的作用；而具有脊柱及骶髂关节的典型 MRI 改变，在早期 SpA 诊断中也至关重要。

中国医学临床百家

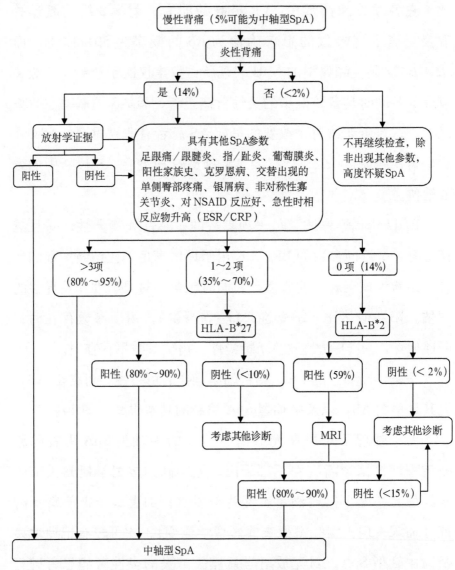

图 1 中轴型 SpA 诊断思路

然而，SpA 分类标准应用过程中，也存在一定问题。对群体水平而言，分类标准与 SpA 诊断强相关，但对个体诊断，并不一定适用。无论是使用 ASAS 分类标准，或是通过计算 SpA 特征数量来诊断 SpA，均可能导致过度诊断，忽视鉴别诊断；从而带来不适当的抗感染治疗及抗感染治疗无效和不良反应的出现。这样的担忧促使美国食品和药物管理局（Food and Drug Administration，FDA）拒绝在美国使用阿达木单抗和 certolizumab 治疗 nr-axSpA。

因此，具备丰富临床经验与鉴别诊断知识的医师团队，进行详细的病史询问、体格检查，对实验室检查和影像学检查的信息综合分析和动态监测，以及充分的患者教育和 SpA 慢性病管理，对 SpA 的诊断、分类诊断有不可忽视的核心地位。

（吕 青 整理）

脊柱关节炎流行病学

3. 亚洲和欧洲人群的脊柱关节炎患病率更高，男性常见

SpA 是一类具有相似的遗传背景、临床特征和表现的炎症性疾病，包括 AS 等亚类。其发病高峰年龄在 20 ～ 30 岁，较少在 45 岁后发病。过去认为全球 AS 患病率为 0.1% ～ 1.4%，男性患者远多于女性，近年来的研究揭示了不同地区患病率的差异及性别构成。

SpA 及 AS 的患病率在全球各地有很大差异，具体取决于研究所在地区的遗传、环境背景，如 *HLA-B*27* 基因，也在一定程度上取决于研究者所采用的诊断标准。部分研究者采用 ASAS 分类标准，部分采用 1984 年修订后的纽约标准，部分采用纽约标准，也有部分取决于临床诊断。

既往研究显示亚洲和欧洲的 AS 患病率要高于拉丁美洲和

非洲。根据估算，亚洲有 463 万～ 498 万 AS 患者，欧洲有 130 万～ 156 万 AS 患者。亚洲人群的 AS 患病率约为 0.17%，欧洲 AS 患病率为 0.12%～ 1.0%，拉丁美洲为 0.1%，而非洲只有 0.07%。

在所有人群中，中轴型 SpA 患病率估计是 AS 患病率的 2 ～ 3 倍。不同国家的中轴型 SpA 患病率波动于 0.32% ～ 1.4%。一项 2010 年的美国研究显示，AS 患病率为 0.52% ～ 0.55%，而中轴型 SpA 患病率高达 1.0% ～ 1.4%，其中 AS 和放射学阴性的 SpA（nr-axSpA）是最常见的 SpA 类型，患病率各为 0.35%。东南亚的 SpA 患病率约为 0.2%。由于许多基于人口的调查未纳入 HLA-B*27 基因检测，因此较难估计中轴型 SpA 的确切患病率。

几项中国大规模的流行病学调查研究显示，中国 AS 患病率为 0.11% ～ 0.27%，其中 3 项研究选用修订后的纽约标准作为分类标准。一项台湾的研究比较了城市居民、农村居民和近郊居民的 AS 患病情况，发现城镇和农村居民的患病率相似，而近郊居民的患病率较低，约为 0.10%。

亚洲 AS 患病率约为 0.17%，其中南亚的 AS 患病率最低，为 0.03% ～ 0.24%。东亚国家的 AS 患病率为 0.11% ～ 0.37%。西亚（伊朗）的 AS 患病率为 0.12%。如果研究选择临床诊断作为 AS 的诊断标准，那么 AS 患病率比选择纽约标准或修订后的纽约标准得到的患病率更低，约为 0.13%。其中一项亚洲基于医院的研究报道，AS 患病率仅 0.07%。同样的，基于临床诊断的欧洲 AS 患病率也低于选择纽约标准得到的患病率，约为 0.17%。

关于 SpA 或 AS 的性别差异，过去普遍认为 AS 男性患者要比女性多很多，比例约 7：1。但是随着人们对疾病的不断认识，近来的横断面研究表明，不同国家的 AS 患者男女性别比例波动于 (1.2 ～ 7.0)：1。在亚洲，男性 AS 比女性 AS 的比率约为 2.3：1。欧洲的男女患者比率为 3.8：1。因此，女性患者也不容忽视。

（蒋雨彤　整理）

4. 强直性脊柱炎患者一级亲属患病风险高

自 1946 年 Stecher 和 Hauser 报道了一对兄弟患有 AS 的病例后，越来越多 AS 的病例相继报道，人们对它的认识也在日益更新。流行病学调查发现，遗传和环境因素在本病中发挥作用。通过家系谱研究认为 AS 的疾病遗传方式为常染色体显性遗传，其中男性外显率约为 70%，女性外显率约为 10%，但是女性患者的后代，不论男女，其外显率为 100%。所以 AS 疾病中，男性患病率高于女性，目前认为男女比率为（2 ～ 3）：1。

10% ～ 40% 的 AS 患者有家族史，且患病风险高于散发（0.2% ～ 0.9%），一级亲属更高（5.9% ～ 15%）。欧美人群中 AS 在同卵双胞胎中的共患率为 63%，一级亲属共患率为 8.2%，二级亲属为 1.0%。父母和孩子的共患率为 7.9%，同胞间的再发风险为 8.2%。在韩国 AS 患者调查中发现，一级、二级、三级亲属发生 AS 的风险分别为 14.5%、5.2%、4.4%。同胞间 AS 发生率高于亲子间的。在 AS 中遗传力对疾病活动及功能的贡献分别为

0.51 和 0.63，亲子间疾病活动及功能的相关性均为 0.07，而同胞间则分别为 0.27 和 0.36。在 AS 患者各级亲属中，一级亲属患病风险高，需早期筛查及随访，并早期干预延缓疾病的发展。

HLA-B*27 与 AS 的患病率有明确的相关性，在 AS 患者中有 90% ～ 95% 为 HLA-B*27 阳性，但是在健康人群中只有 4% ～ 8% 为阳性，且只有 1% ～ 2% 进展为 AS。但是在家系中，具有明显的家族聚集性，在一级亲属中很常见，10% ～ 30% 有 AS 的症状和体征。HLA-B*27 可以作为疾病尤其是亲属的筛查指标，对 HLA-B*27 阳性的亲属，尤其是一级亲属，需进一步通过影像学手段了解骶髂关节、脊柱等情况。

在临床表型上，与散发患者相比，有家族史的 AS 患者发病年龄更早，女性发病率更高，病程更长，关节炎和葡萄膜炎明显，髋关节置换术比例高，多为 HLA-B*27 阳性，巴氏强直性脊柱炎疾病活动指数（BASDAI）评分偏高，影像学上较严重，但是对非甾体类抗炎药（NSAID）敏感，具有较好的脊椎活动度、心理状态及社会适应性。

综上所述，对 AS 患者需了解有无该病的家族史情况，有家族史的患者，除做好患者本人疾病教育，也要提高其亲属尤其是一级亲属对 AS 的认知，可通过检测 HLA-B*27 完成早期筛查，对阳性亲属可进一步检查及长期随访，有助于实现基本的早期诊断，通过非药物、药物等手段进行早期干预、早期治疗，有效延缓疾病的发展，并减轻 AS 患者家庭和社会的负担。所以对患者及其家属进行疾病知识的教育和早期筛查是不可缺少的。

（吴鑫雨 整理）

5. *HLA-B*27* 阳性不代表罹患脊柱关节炎

（1）普通人群 *HLA-B*27* 阳性率高于脊柱关节炎患病率

人们在 1973 年就发现 *HLA-B*27* 与 AS 存在相关性。在 SpA 和 AS 中 *HLA-B*27* 阳性率高于普通人群（表 1）。在不同国家的不同研究中，AS 患病率估计值范围为 0.7 ～ 49 例 / 万人。欧洲、亚洲、北美洲、拉丁美洲及非洲的 AS 平均患病率分别为 23.8 例 / 万人、16.7 例 / 万人、31.9 例 / 万人、10.2 例 / 万人及 7.4 例 / 万人。大样本的研究中，如希腊 Kassimos 等的一项研究，357 184 名年轻军人，AS 患病 285 例（患病率 7.98 例 / 万人），其中 257 例 *HLA-B*27* 阳性。按照普通人群 *HLA-B*27* 阳性率估算，357 184 名军人中 *HLA-B*27* 阳性例数远超 AS 病例数，这一点似乎支持 AS 患病率，然而却低于普通人群 *HLA-B*27* 阳性率。一般而言，*HLA-B*27* 阳性人群中 AS 的患病率为 5% ～ 6%，可见绝大部分 *HLA-B*27* 阳性者并非 SpA（AS）患者。

表 1　*HLA-B*27* 在普通人群和 SpA（AS）中的发生率

国家与地区	普通人群	SpA	AS
中东与阿拉伯国家	0.3% ～ 6.8%	13.85% ～ 69.43%	42.9% ～ 91%
欧洲	6.9% ～ 24%	75%	94.3%
中国	2.4% ～ 4.0%	82.67%	87.6% ～ 94.9%

（2）*HLA-B*27* 有许多亚型，既可出现在患者也可出现在健康人中

HLA-B*27 迄今共 163 种亚型。在欧洲的大部分国家及非洲，最多见的 *HLA-B*27* 亚型是 *HLA-B*27:05*，其次是 *HLA-B*27:02*，继之是 *HLA-B*27:07*。东南亚国家最多见的 *HLA-B*27* 亚型是 *HLA-B*27:06*，其次是 *HLA-B*27:04* 和 *HLA-B*27:05*。而在中国大陆、新加坡、日本及中国台湾地区，*HLA-B*27* 亚型最多见的是 *HLA-B*27:04*，其次是 *HLA-B*27:05*。目前已知的 *HLA-B*27* 亚型中，与疾病相关的亚型最多见的是 *HLA-B*27:02*、*HLA-B*27:04*、*HLA-B*27:05* 和 *HLA-B*27:07*。

多数与 AS 相关的 *HLA-B*27* 亚型也同时可见于正常人群中。以中国汉族人群为例，*HLA-B*27:04* 在 *HLA-B*27* 阳性的 AS 患者中占比 81.72% ～ 88.00%，相应在 *HLA-B*27* 阳性健康人中占比 86.95% ～ 92.30%。*HLA-B*27:05* 在 *HLA-B*27* 阳性的 AS 患者中占比 10.1% ～ 12.9%，相应 *HLA-B*27:05* 在 *HLA-B*27* 阳性的健康人中占比 0 ～ 23.08%。这说明即使存在与 SpA（AS）密切相关的 *HLA-B*27* 亚型，并不必然导致患病。此外，*HLA-B*27:06* 和 *HLA-B*27:09* 被认为是与 AS 无关的亚型，这些亚型即使阳性，也几乎不会患病。

（3）SpA 与 AS 诊断需要符合一定标准

SpA 包含一组疾病：AS、反应性关节炎（reactive arthritis, ReA）、银屑病关节炎（psoriatic arthritis, PsA）、炎症性肠病性

关节炎、未分化脊柱关节炎等。AS 是 SpA 的一种类型，目前诊断 AS 还是需要符合特定的临床和 X 线平片异常表现才能满足 AS 的分类标准，即需要符合 1984 年修订的纽约标准，临床和影像学标准缺一不可。所以，尽管 AS 中 *HLA-B*27* 阳性率约为 90%，如果不能具备纽约标准所需的临床和放射学条件，还是不能分类为 AS。

综上所述，首先，绝大部分 *HLA-B*27* 阳性个体并无 SpA（AS）；其次，即使与患病相关的 *HLA-B*27* 亚型阳性，也很大程度上未必会导致发病；再次，SpA（AS）诊断有其特定标准，需要具备必备的条件才可符合 AS。所以说 *HLA-B*27* 阳性并不代表罹患 SpA（AS）。

（祁　军　整理）

6. 不同 *HLA-B*27* 亚型对脊柱关节炎易感风险及临床表现影响不一

截至 2017 年 10 月，在核酸水平 *HLA-B*27* 有 216 个已知的等位基因，等位基因信息从 IPD-IMGT/HLA 数据库上获得 [The Immuno Polymorphism Database（IPD），International Im Muno Gene Tics（IMGT）HLA DatabaseRelease 3.29.0.1（2017-08-18）]。由于许多突变位于内含子区，故而是沉默突变，或者虽然位于外显子但不引起氨基酸改变，因此在翻译蛋白质水平，基于一个或多个氨基酸序列改变，*HLA-B*27* 已知有 163 种亚型，命名系统由 *HLA-B*27:01* 至 *HLA-B*27:164*（2002 年 4 月 *HLA-B*27:22* 经过比对被发现与 *HLA-B*27:06* 一致）。在众多亚型之中 *HLA-B*27:05* 是分布最广泛的 *HLA-B*27* 等位基因，可能是其他等位基因的祖先等位基因。

HLA-B*27 亚型在全世界显示出极其不同的种族和民族流行情况。如前所述，*HLA-B*27:05* 是分布最广泛的亚型，其与 SpA 或 AS 的关系已成为临床研究的主题。其他相对常见的疾病相关亚型是 *HLA-B*27:02*（地中海人群）和 *HLA-B*27:04*（中国和其他亚洲人群）。*HLA-B*27:06*，据报道在东南亚人群中流行，但与 AS 缺乏联系。它与 *HLA-B*27:04* 的不同仅在于 114 位残基（His *vs.* Asp）和 116 位残基（Asp *vs.*Tyr），而这两个残基是抗原肽结合的凹槽底部的 F 口袋的一部分。另一个亚型 *HLA-B*27:09* 主要流行于生活在撒丁岛上的意大利人群，该亚型也与 AS 缺乏联系。有趣的是，它与最常见的和疾病相关的 *HLA-B*27:05* 亚型仅有一处不同，即 116 位（His *vs.* Asp）（图 2、图 3）。许多研究者一直在探索这些序列变异对 *HLA-B*27:06* 和 *HLA-B*27:09* 的结合肽特异性的影响，希望揭示疾病关联的潜在分子基础。

Schittenhelm 等报道了 *HLA-B*27:06* 和 *HLA-B*27:09* 与疾病相关的 *HLA-B*27* 亚型相比，在追踪"关节炎肽"的时候有 26 种肽以较低丰度呈现。它们表明 114 位残基的 His-Asp 替代和 116 位残基的 Asp-Tyr 替代（在 *HLA-B*27:06* 的情况下）的电荷和大小的差异。这样的研究被寄望于确定哪些等位基因、什么多态位置易患 AS。*HLA-B*27* 重链在组装过程中的二聚化也参与疾

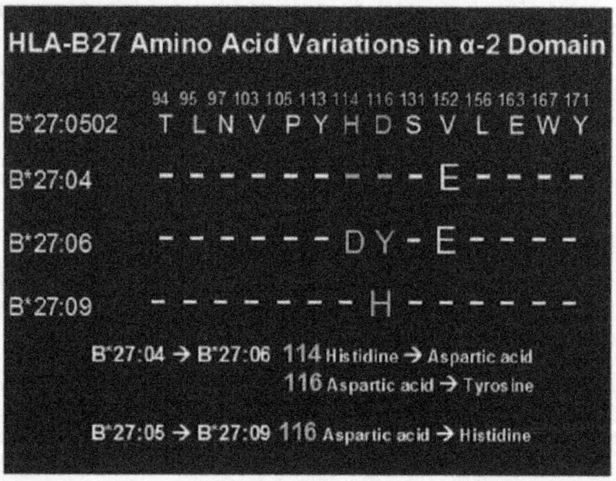

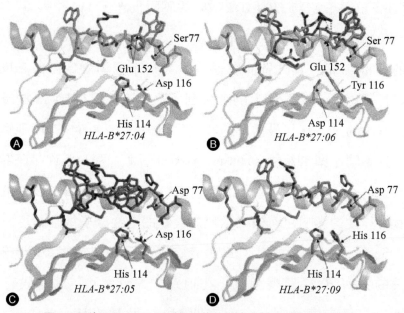

图2 疾病相关亚型（*HLA-B*27:04*、*HLA-B*27:05*）及与疾病无明显关联的亚型（*HLA-B*27:06*、*HLA-B*27:09*）在 α-2 结构域的氨基酸变异（彩图见彩插 1）

图3 四种 *HLA-B*27* 亚型复合物的结构比较（彩图见彩插 2）

病发病机制。有研究表明，上述疾病相关或不相关的 *HLA-B*27* 亚型中 F 口袋残基的差异影响了装配过程中的重链二聚化。

　　*HLA-B*27* 不同亚型之间与 SpA/AS 的关联强度存在差异。例如，在高加索人群中相对较常见的亚型 *HLA-B*27:05* 和 *HLA-B*27:02*，似乎赋予 AS 同等易感性。另一方面，在 *HLA-B*27:04* 和 *HLA-B*27:05* 属于常见亚型的中国人群中，*HLA-B*27:04* 比 *HLA-B*27:05* 赋予 AS 更大的风险。

　　对于与 AS 无明显关联的亚型（*HLA-B*27:06* 和 *HLA-B*27:09*），在这些个体中也能观察到 AS 的发生，通常是在合并携带疾病相关亚型（如 *HLA-B*27:05*），或有合并症（如结肠炎）等情况下，而这些亚型或合并症常常独立引起患 AS 倾向。

　　目前已报道至少一个或多个携带前 15 个亚型（*HLA-B*27:01* 至 *HLA-B*27:15*）、*HLA-B*27:17*、*HLA-B*27:18*、*HLA-B*27:19*、*HLA-B*27:23*、*HLA-B*27:24*、*HLA-B*27:25*、*HLA-B*27:28* 和 *HLA-B*27:49* 的患者中发生 SpA 或 AS 或存在疾病关联。其余的亚型过于罕见或最近才被描述，从而难以被用于评估疾病存在或关联。现有数据表明，*HLA-B*27:04*、*HLA-B*27:05* 和 *HLA-B*27:02* 位于疾病关联层次的顶部，而 *HLA-B*27:09* 和 *HLA-B*27:06* 落在底部。

　　SpA/AS 的临床特征可能与 *HLA-B*27* 多态性有一定的相关性，携带 *HLA-B*27:04* 亚型的 AS 患者与携带 *HLA-B*27:05* 亚型的 AS 患者相比，发病年龄和急性前葡萄膜炎的发生率不同，但存在矛盾报道。Qi 等报道了在中国人群中携带 *HLA-B*27:05* 比 *HLA-B*27:04* 的 AS 患者呈现出更晚的发病年龄，且有更高的葡萄膜炎和指/趾炎患病风险；而 Chavan 等报道了在印度人群中 AS 相关的葡萄膜炎的发生率在 *HLA-B*27:04* 阳性患者中比 *HLA-B*27:05* 患者更高。青少年 AS（JAS）中携带不同 *HLA-B*27* 亚型在大多数表型有相似的特征；而拥有相同亚型的 JAS 和成人 AS（AAS）可能呈现大相径庭的病程。

*HLA-B*27:15* 发现于亚洲人群，与 *HLA-B*27:04* 仅在 163 位仅有一个氨基酸的差异（*HLA-B*27:04* 为 Glu，*HLA-B*27:15* 为 Thr）。在 Mou 等的研究中，与 *HLA-B*27:04* 或 *HLA-B*27:05* 的患者相比，*HLA-B*27:15* 在 JAS 中比 AAS 稍多，携带该亚型的患者会有更早的发病年龄。

鲜有研究关于 *HLA-B*27* 纯合子与 AS 的风险和临床表现之间的关系。Khan 等在 1978 年首先报道 AS 风险增加，28 年后终于由 Jaakkola 等证实。此外，*HLA-B*27* 纯合子对 AS 的临床表现、影像学损伤和功能障碍无影响。

总而言之，*HLA-B*27* 亚型在不同种族中分布情况不同，不同亚型对应的 SpA 或 AS 患病风险不一，临床表现也存在差异。进一步研究 *HLA-B*27* 亚型对 SpA 和 AS 的影响对于揭示病因及发病机制有一定意义。

（吴嘉玲　整理）

脊柱关节炎病因和发病机制

7. 强直性脊柱炎家系研究揭示不同遗传模式及罕见易感位点

遗传流行病学是近年来发展起来的热门学科，研究不同人群中影响疾病分布的遗传因素和环境因素，主要包括应用流行病学群体资料收集和处理的方法，并使用生物统计学的原理及方法来探讨遗传因素和环境因素对疾病的作用。

孟德尔遗传主要包括两大定律：一为分离定律，即杂合体中决定某一性状的成对遗传因子，在减数分裂过程中，彼此分离，互不干扰，使得配子中只具有成对遗传因子中的一个，从而产生数目相等的、两种类型的配子，且独立地遗传给后代，这就是孟德尔的分离规律；二为自由组合规律，即一对等位基因与另一对等位基因的分离与组合互不干扰，各自独立地分配到配子中。孟德尔的遗传定律是最基本、最重要的规律，奠定了现代遗传学的基础。自由组合规律为解释自然界生物的多样性提供了重要的理论依据。后来发现的许多遗传学规律都是在它们的基础上产生并建立起来的。

随着分子遗传学的进展，疾病遗传学研究从简单的单基因疾病转向复杂的多基因疾病。人类的一些遗传性状不是由一对等位基因决定的，可能是多对基因决定的，它们对该遗传性状或疾病形成的作用是微小的，称为微效基因。多对微效基因累加可以形成明显的表型效应，称为加性效应。尽管复杂疾病具有一定的家族聚集性，但其遗传方式不符合经典的孟德尔遗传规律。在孟德尔的遗传规律中，遗传因子可以稳定地传递，但实际上，基因可被调节呈现多样的表现形式，如表观遗传学中 DNA 甲基化，表观遗传变异能够影响基因的功能。此外，遗传因子与环境也存在着相互作用。而且，基因存在着突变，可影响疾病易感性。同时一些其他的遗传现象也影响疾病的遗传模式，如染色体失活、分离畸变。所以这种遗传方式称为多基因遗传或多因子遗传，也可称为复杂疾病。目前，复杂疾病是基因科学研究的挑战之一。

多基因遗传病的特点包括如下几个方面：①有家族聚集性。患者亲属患病率明显增高，并与亲属级别成正比。即患者亲属患病率高于群体患病率；随着亲属级别降低，发病风险迅速降低。患者的父母、同胞、子女的亲缘系数相同，有着相同的患病风险。②对于多基因疾病而言，同卵双生子发病的一致性显著高于异卵双生子的发病一致性。③近亲婚配时，子女的发病风险增高。④不同种族间患病率有差异。对多基因疾病进行全基因组关联研究（GWAS），可以获得与疾病相关的基因的高危区域，为治疗提供新的研究靶点。目前已经有上千篇 GWAS 文章发表，这些研究工作发现了各类复杂性状的很多易感基因。

多基因疾病不依照经典的孟德尔遗传模式。由于多基因疾病具有复杂的性状，在复杂性疾病中，可能存在许多位点相互作用且和环境因素共同影响的疾病。所以在易感基因的定位和分析中存在许多难点。常见的几种分析方法包括系谱分析、人类性状或疾病的形式遗传学分析、分离分析、多基因遗传的分析、连锁分析、疾病再显危险率分析等。

既往研究显示，AS 患者单卵双胞胎患病再发风险高达63%，一级亲属患病率为 8.2%，二级亲属的再发风险为 1%，三级亲属为 0.6%。母代－子代的再发风险为 7.9%，与同胞间再发风险为 8.2%，并无显著统计学差异。从人群患病率和一级亲属再发风险来计算，最合适的遗传模型为有 5 个基因相互作用的寡基因模型。而拟合度不佳的模型包括单基因模型、基因异质性、加性，以及 2 个位点、一个位点和残基的多基因模型。而 Thomson 通过调查抗原基因型频率得出 AS 更接近加性（显性）模型。赵桐茂和刘祖洞对 Thomson 方法做了修正，根据国内调查资料，对 AS 遗传模型进行了分析。如果 AS 基因是一个与 HLA-B*27 连锁的阴性基因，那么可以预期在 AS 患者中，HLA-B*27 纯合子个体数将升高，而 HLA-B*27 杂合子个体数将下降，但预期值并无显著差异，提示 AS 遗传基因不像是一个隐性基因。一项复合分离分析研究提示，疾病活动度与功能受限也与基因关系密切。从理论上讲，单基因显性遗传病的发病危险度随着亲缘关系增长一代而下降一半，但实际上 AS 中发病危险度的下降要快得多，提示可能存在其他基因参与 AS。AS 单卵双生共患率与异卵双生共患率比值大于 5∶1。理论上看，如果是单基因遗传的话，二者比值接近 2∶1，若比值大于 4∶1，则提示病因由多基因参与。

家系研究还能有助发现罕见易感基因位点。一项 199 个 AS 家系研究显示，一个 *ERAP1rs30187[T]*、一个 *ERAP1* 和 *ERAP2* 位点的单倍型（*rs27044[G] rs30187[T] rs2549782[T]*）与 AS 家系有关。

由于 AS 不同性别的患病率有显著性差异，是否与性染色体相关成为一时的研究热点。一项研究对 234 对患病同胞进行 X 染色体上微卫星标志物分型分析，却未发现与 X 染色体的连锁证据。所以该研究考虑 AS 的遗传与 X 染色体连锁基因无关。另一项研究提出，AS 可能与一种非性染色体连锁的显性遗传机制有关，在男性和女性外显率不同。

以往研究多只注重遗传一方面因素，难以同时分析遗传因素和环境因素两方面的作用。复杂性疾病和单基因疾病的一个最显著的区别是不依照经典的孟德尔遗传模式。在复杂性疾病中，有许多位点相互作用且和环境因素共同影响疾病。应用微卫星家系连锁研究结合突变分析对于复杂疾病不是很有效，因为这种情况下单个基因的作用太小。全基因组的关联研究成为一种重要的发展方向，但这种方法包含着许多障碍，包括成本、样本量、交互作用的分析、假阳性等一系列问题。所以在遗传模式的研究中仍有许多问题等待解决。

（蒋雨彤　整理）

8. 全基因组关联研究揭示疾病相关信号通路与潜在药物靶点

双生子研究显示 AS 的遗传度可高达 70% ～ 90%，加之 *HLA-B*27* 基因与 AS 显著强相关，均提示遗传因素在 AS 发病中占重要地位。数十年来研究者一直致力于寻找 AS 相关的致病遗传变异，从遗传层面阐释其发病机制。

从表型出发，寻找与之相关联的基因型，不外乎两大策略：一是共分离分析，即家系连锁研究；二是关联研究，即寻找不同表型（病例组与对照组）之间基因频率等存在差异的基因或遗传变异，其中以全基因组关联研究（genome-wide association study，GWAS）为代表。GWAS 通过在大样本的病例和对照人群中检测数十万个单核苷酸多态性位点（single-nucleotide polymorphism，SNP），比较每个 SNP 的等位基因在病例组和对照组中频率差异，进行疾病易感基因的初步定位。自 2005 年 Science 杂志报道的第一篇年龄相关性黄斑变性的全基因组关联研究，大样本 GWAS 被用于多种复杂疾病易感位点的定位、基因多效性研究及治疗反应预测等，已取得巨大成功。

迄今为止，GWAS 研究报道了超过 110 个 AS 易感位点，其中 50 个达到全基因组水平的统计学差异。在 AS 的易感基因研究中，欧洲人群的研究进展要远快于亚洲人群。2007 年发表的首个大样本 AS 关联研究纳入了 1000 例英国 AS 病例与 1500 例英国对照，通过检测覆盖基因组的 14 436 个非同义突变及 897 个 MHC 区 SNP，发现了两个基因与 AS 相关：涉及 IL-23 信号通路的 *IL-23R*（白介素 -23 受体）、属于锌金属肽酶 M1 家族成员的 *ERAP1*（内质网氨基肽酶 1）。*ERAP1* 在基因组（基因间相互作用）及功能层面（抗原加工与提呈）均被证明与 *HLA-B*27* 相关。后续也发现了多个 AS 相关的非 MHC 区易感基因，包括 *CARD9*、*EOMES*、*IL1R1*、*IL-1R2*、*IL-6R*、*IL-7R*、*IL-12B*、*IL-27*、*NKX2-1*、*PTGER4*、*RUNX3*、*TBX21*、*TYK2* 和 *ZMIZ1* 等，其中许多基因均与 3 类免疫反应有关，3 类免疫反应由固有及适应性免疫效应细胞介导，这些细胞通常会表达核受体 RORγt 并生成 IL-17 家族细胞因子。相关研究发现，IL-7 可能通过 MAIT 细胞促进 IL-17 水平升高；*TBX21* 编码的 T-bet 转录因子可抑制 TH17 细胞中 IL-23 受体的表达导致 IL-17 无限制地产生；*PTGER4* 在 TH17 细胞上表达，并促进其致病性等。2016 年研究者通过纳入 5 种血清阴性疾病（AS、溃疡性结肠炎、克罗恩病、银屑病、原发性硬化性胆管炎）共 86 000 例样本的大规模研究，发现了大量具有基因多效性的变异位点，从某种程度上解释了 AS 共患病的发生机制。而 JAK2、NF-κB、IL-2RA 等涉及的信号通路被认为与 AS 相关，这为疾病发病机制、治疗靶点研发提供了基础和方向。

关于 AS 相关性最强的 HLA 区，近年使用 HLA 区基因型填补及大型参考数据库，欧洲及东亚人群均对 AS 相关的 *HLA* 基因、对应氨基酸位置改变进行了报道。*HLA-B*27* 是该区域最强的 *HLA* 基因，欧洲人群中 HLA-B 和 AS 之间的相关性似乎可由 HLA-B 蛋白序列中位于肽结合槽的 C/F 口袋中的第 97 个氨基酸残基解释，而在韩国人群第 70 个氨基酸残基似乎更为重要。此外，多个 HLA 等位基因与 AS 发病风险相关，包括 *HLA-A*02*、*HLA-B*13*、*HLA-B*40* 及 *HLA-C*1502*，但结果存在人群异质性。目前尚无针对 B27 阴性 AS 的风险位点的明确报道。

GWAS 寻找的多为等位基因频率＞ 1% 的常见变异，此前认为某些罕见位点对疾病的效应可能远大于常见变异，但近期研究结果及英国 10K 大型数据库结果显示，罕见位点对于性状的效应大小不及预期，提示非编码调控区在疾病发病中可能起重要作用。迄今还没有关于 AS 相关罕见位点的大型全面研究，仅在前期研究中涉及部分已报道区域的罕见位点；有家系研究中有报道 *SEC16A*、*MAMDC4* 等基因中的罕见缺失与中轴型 SpA 相关。

总之，AS 的 GWAS 研究已挖掘出大量该病的易感位点，其部分揭示了疾病相关的重要生物学通路与治疗靶点。尽管也有学者认为 GWAS 研究发现的易感位点多位于非编码区，且并非疾病直接相关位点，发现的"外围"变异可能是通过复杂的生化调控网络以影响真正与疾病直接联系的"核心"基因的活动，但目前取得的成功仍不可否认。从临床科学问题出发，以详尽临床信息、科学的研究设计思路为基石，结合基因组测序技术，实行疾病的精细分型，将会是未来的一大趋势。

（郑栩琪 整理）

9. *ERAP* 基因是强直性脊柱炎重要的易感基因

随着遗传学研究技术发展，尤其是全基因组关联研究（GWAS），近年越来越多的基因及位点被报道与 AS 相关。目前已经发现与 AS 相关的位点有 100 多个。*ERAP1* 是目前已发现的仅次于 *HLA-B*27* 的重要易感基因，尤其在亚洲人群。自 2007 年 GWAS 研究发现 *ERAP1* 相关性以来，在不同人群中其与 AS 相关性已得到证实。

ERAP 基因在 AS 发病中可能参与的机制离不开 *HLA-B*27* 的生理学功能。*HLA-B*27* 分子由一条重链和一条轻链构成，具备抗原提呈能力。当 B27 分子降解时，重链与轻链分离，形成自由重链（free heavy chain，FHC），不能提呈抗原。*HLA-B*27* 来源的 FHC 较容易发生错误折叠形成同源二聚体。FHC 在 AS 患者滑膜液中的单个核细胞膜表面高表达，提示其与 AS 相关。为了解释 AS 的关联性现象，以便更好地诠释 AS 的发病机制，已有许多不同的学说，其中主要包含分子模拟学说、致关节炎多肽

学说、B27 分子的游离重链对抗原提呈及 *HLA-B*27* 的非折叠蛋白理论等。最新的学说认为 *HLA-B*27* 可影响肠道菌群的定植部位从而引起 AS 发生。

　　ERAP1 属于锌金属肽酶 M1 家族，是重要的内质网膜整合蛋白。其功能是修剪抗原肽，协助提呈内源性抗原。内源性抗原肽在细胞质内被蛋白酶复合体降解为较小的肽段，最多含有 25 个氨基酸，然后被抗原加工转运体（TAP）转运到内质网。内质网中的 *ERAP1* 从 N 端将这些肽段精确地修剪为含有 8 ～ 9 个氨基酸的小片段，而这样长度的肽段最适合结合 MHC-I 类分子，包括 *HLA-B*27*。MHC-I 类分子结合抗原肽后，通过高尔基体到达细胞膜，将抗原肽提呈给 CD8$^+$T 细胞。有部分文献报道 *ERAP1* 还有清除细胞膜促炎细胞因子受体如 IL-1R、IL-6Rα、TNFR1 等的作用。现有的动物实验及 AS 患者中并未发现 *ERAP1* SNP 与细胞因子水平存在相关性。目前的研究表明，ERAP1 对 AS 的影响依赖于 *HLA-B*27*。*ERAP1* 多态性在 *HLA-B*27* 阴性的情况下与 AS 没有关联。*ERAP1* 基因敲除小鼠 MHC-I 类分子结合肽段明显减少，MHC-I 类分子表达减少，改变了其抗原提呈作用，进而改变 T 细胞受体谱并被特异性的 CD8$^+$T 细胞识别引起炎症反应。这些功能已通过 *ERAP1* 晶体结构得到证实。关于 *ERAP1* 在抗原呈递中的作用研究均集中于表达 AS 相关 *HLA-B*27* 分子的细胞，说明 *ERAP1* 多态性改变抗原肽谱有赖于 *HLA-B*27* 分子，也提示了两者在抗原提呈上的密切关系。迄今为止，至少已

有 6 个 *ERAP1* 位点被证实与 AS 相关。*ERAP1* 单倍型也证实与 *HLA-B*27* 稳定性及抗原提呈作用相关。

ERAP1 在抗原提呈中与 *HLA-B*27* 基因密切配合，在 AS 发病过程中扮演重要角色。功能异常的 *ERAP1* 所致异常的抗原肽谱和 *HLA-B*27* 分子表达，并通过固有免疫而参与发病。认识 *ERAP1* 能帮助我们更好地理解 *HLA-B*27* 在 AS 中的发病机制。

而 *ERAP2* 与 *ERAP1* 均属于重要的内质网整合蛋白。有 GWAS 研究发现，*ERAP2* 的多态性位点与 AS 相关；另有家系研究表明，*ERAP1/ERAP2* 单倍型与 AS 相关。然而关于 *ERAP2* 的研究表明，其在 *HLA-B*27* 阳性和阴性的患者中均与 AS 相关，且缺乏 *ERAP2* 的并不影响 *HLA-B*27* 的重链分布，表明其在 AS 中的作用机制不同于 *ERAP1*，但最终的发病机制仍有待进一步研究，尤其是对于 *HLA-B*27* 阴性的 AS 患者，其发病机制急须进一步研究。

（张艳丽　整理）

10. miRNA 和 lncRNA 参与强直性脊柱炎发病

非编码 RNA 是一类不编码蛋白质的 RNA，包括核糖体 RNA（rRNA）、转运 RNA（tRNA）微小 RNA（miRNA）、长链非编码 RNAs（lncRNA）等。近年来，包括 miRNA 和 lncRNA 在内的非编码 RNA 在疾病发生发展过程中的调节功能和作用机制受到广泛关注，是转录组学的重要组成部分。

　　miRNA 是一类长度为 18 ～ 25 个核苷酸的内源性非编码单链 RNA，介导内源性基因沉默机制，在转录后水平的基因表达调控发挥重要作用。miRNA 与靶 mRNA 的 3' 端非编码区（UTRs）结合，从而调控基因表达。也有研究指出 miRNA 亦可与靶基因的 5' UTR、CDS 区域或启动子（promoter）相互作用。miRNA 参与细胞几乎所有生物学功能的调节，在细胞的增殖、分化、凋亡和代谢等方面发挥重要作用，影响机体的生理过程。如胚胎干细胞的定向分化、新生血管形成、皮肤形态发生、心脏和骨骼肌的生长等，也参与机体病理过程。研究发现，miRNA 与人类疾病如肿瘤、心血管疾病、自身免疫性疾病的进程密切相关。

　　AS 是一种慢性炎症性疾病，炎症因子在 AS 的发病过程中起重要作用。组蛋白乙酰转移酶（HAT）和去乙酰化酶（HDAC）可以调节组蛋白的乙酰化和去乙酰化，参与炎症的调控。研究发现，AS 患者外周血单个核细胞（PBMCs）和滑膜组织中 HAT 和 HDAC 比例失衡；经 TNF-α 治疗后，AS 患者 PBMCs 核提取物 HAT/HDAC 的活性比显著增高。JIANG 等发现，AS 患者 PBMCs 中 HDAC3 mRNA 和蛋白表达增高，miR-130a 表达降低。进一步研究发现，HDAC3 可以调节 miR-130a 启动子区的乙酰化水平，抑制 miR-130 的表达；敲除或抑制 HDAC3 可促进 miR-130 的表达，TNF-1α 的表达减少。同样，过表达 miR-130a 可以抑制 PBMCs 中 TNF-1α 的表达，而 miR-130 表达受到抑制时，TNF-1α 的表达增加。因此，HDAC3 可通过 HDAC3/miR-130a/

TNF-1α 轴，在 AS 发病机制中起潜在的炎症调控作用。另外，一些 miRNA 被证实在 AS 患者 T 细胞中表达上调，包括 let-7i、miR-16 和 miR-221。其中，let-7i 和 miR-221 的表达水平与腰椎 Bath 强直性脊柱炎放射学指数（BASRI）呈正相关。进一步研究发现，高表达 let-7i 可以增加经抗 CD3/CD28 和脂多糖刺激的 T 细胞分泌 INF-γ，提示 let-7i 可通过增强 Th1 细胞的炎症反应，参与 AS 的发病。

新骨形成和骨破坏是 AS 的重要特征。许多研究发现，骨代谢过程中许多 miRNA 具有特定的作用，为研究 miRNA 在 AS 成骨、破骨机制中的作用奠定基础。Wnt 通路为 AS 新骨形成的重要通路，而抑制该通路的 DDK-1 可以促进新骨形成：研究证实，miR-29a 可以通过抑制 DDK-1，调控 Wnt 通路促进成骨。Huang 等发现，与健康对照和类风湿关节炎（RA）患者相比，AS 患者 PBMCs 中 miR-29a 高表达。高表达的 miR-29a 与疾病活动指标包括 C 反应蛋白（CRP）、血沉（ESR）、BASDAI 和巴氏强直性脊柱炎功能指数（BASFI）无关，而与改良 Stoke 强直性脊柱炎脊柱评分（mSASSS）相关（$r = -0.393$，$P = 0.032$），提示 miR-29a 可能是 AS 新骨形成的一个指标。也有研究发现，miR-29a 和 miR-126-3p 在活动期 AS 患者中下调，而经过依那西普治疗后，两者的表达均显著上调。研究结果的差异可能与样本量大小、AS 疾病活动和病程有关。miR-21 可以靶向程序性细胞凋亡因子 4（PDCD4）mRNA，抑制 PDCD4 的表达，促进破骨细胞的活化。研究发现，与健康对照相比，AS 患者 miR-21、PDCD4 和胶原交联 C 端肽（CTX）显著升高。miR-21 与 PDCD4 的表达水平在未服用 NSAID 和缓解疾病的抗风湿性药物（DMARD）的患者中呈负相关，而在服用柳氮磺吡啶的患者中，miR-21 水平与 PDCD4 mRNA 和 CTX 的水平呈正相关。病程小于 7 年和病情活动的 AS 患者中，miR-21 水平与 CTX 呈正相关。该研究提示 miR-21 可能参与 AS 的发病。

lncRNA 是一类长度大于 200 个核苷酸的非编码 RNA，广泛参与基因的表达调控。lncRNA 分为 5 类：基因间 lncRNA、基因内 lncRNA、反义 lncRNA、正义 lncRNA、双向 lncRNA。目前研究最多的是基因间 lncRNA，又称为 lincRNA，如 Linc-YY1、ANRIL、HOTAIR 和 H19 等。lincRNA 平均长度约为 1 kb，位于编码基因附近，可正向或负向调控基因转录以发挥不同的生物学功能。lncRNA 作用机制非常复杂，至今尚未完全清楚。涉及表观遗传调控：编码蛋白的基因上游启动子区转录，抑制 RNA 聚合酶 II 或者介导染色质重构以及组蛋白修饰，调控靶基因的表达；参与 mRNA 转录调控：通过诱饵、共调节或 RNA 聚合酶抑制剂等方式调节 mRNA 转录；也参与转录后的调控：协助 mRNA 剪接、降解和翻译。研究发现，lncRNA 参与了细胞的生长、发育、增殖、凋亡，在物种进化、胚胎发育、成肌分化和肌肉再生及物质代谢等方面起重要作用，与肿瘤、心血管疾病、神经疾病等许多疾病有着紧密联系。

目前，lncRNA 在 AS 患者中的研究属于初始阶段，研究结果相对较少。Xie 等比较了 AS 患者和健康对照组间充质干细胞（MSC）lncRNA 的表达情况，发现 520 个 lncRNA 呈差异性表达，进一步利用编码 – 非编码基因共表达（CNC）网络对这些 lncRNA 的功能预测发现，lnc-ZNF354A-1、lnc-LIN54-1、lnc-FRG2C-3 和 lnc-USP50-2 可能与 AS 患者 MCS 成骨分化异常有关。Li 等研究发现，与健康对照相比，血清 lncRNA-AK001085 的表达水平在 AS 患者中呈低表达，可能受 AS 患者的吸烟情况、运动、职业影响。另外，lncRNA-AK001085 的水平与 AS 疾病活动指标（BASDI、ASDAS、ESR、CRP）呈负相关，提示高疾病活动的 AS 患者血清 lncRNA-AK001085 水平显著降低。该研究提示 lncRNA-AK001085 可能影响 AS 的疾病活动，是一个潜在的独立诊断指标。然而，受样本量的影响和不确定因素的限制，需要更进一步研究明确 lncRNA-AK001085 在 AS 中的运用价值。

近年来，AS 非编码 RNA 转录组学研究取得了一定进展。研究发现许多 miRNA 在 AS 患者与健康对照中的差异性表达，一些研究也初步探讨了特定 miRNA 在 AS 发病机制中的作用。对 lncRNA 研究也已开展，取得初步结果。但是，和其他疾病如肿瘤、心血管疾病相比，与 AS 相关的无论是 miRNA 还是 lncRNA 的研究均较少，需更多研究探讨其在 AS 发病中的潜在作用。

（黄正平　整理）

11. 基于研究目的选择适当脊柱关节炎动物模型

SpA 是一组表现为外周关节、中轴关节和关节外表现（如银屑病、前葡萄膜炎、炎症性肠病等）的异质性疾病。AS 是 SpA 的原型疾病，以慢性炎症、新骨形成和脊柱融合为主要特征，累及骶髂关节、髋关节、脊柱等。目前已有多种动物模型模拟 SpA，以更好地研究人类疾病的发病机制。然而，目前构建的动物模型并不完全符合人 AS 疾病特点。接下来通过简要阐述各动物模型的临床特征、组织学、病理生理学特点，了解各动物模型优缺点，利于研究者选择最适合的动物模型用于研究。

目前构建成熟的 SpA 的动物模型可归为以下几类：基于 *HLA-B*27* 表达的动物模型；过表达 TNF 的动物模型；IL-23 依赖性的动物模型；凝胶多糖、蛋白聚糖诱导疾病动物模型；强直性肌腱端炎动物模型。如表 2 所示为目前研究常用 SpA 动物模型的临床特征。

表 2　目前研究常用 SpA 动物模型的临床特征

动物模型	性别特异性	关节炎	脊柱炎	IBD	银屑病	前葡萄膜炎	其他
B27/hβ2m-tg Lewis 大鼠（21-4H line）	雄/雌性	70%～90%	很少	100%	皮肤和指甲（50%）	20%	附睾睾丸炎（100%），指炎
B27/hβ2m-tg F344 大鼠（33-3 line）	雄/雌性	70%～90%	无	100%	皮肤和指甲（>60% 雄性，20% 雌性）	无	附睾睾丸炎（100%），指炎

续表

动物模型	性别特异性	关节炎	脊柱炎	IBD	银屑病	前葡萄膜炎	其他
B27/hβ2m-tg Lewis 大鼠（21-3 X 283-2）F1	雄性	70%	50%	无	指甲	无	附睾睾丸炎（100%），指炎
结核分枝杆菌在（21-3 X 283-2）F1 Lewis 大鼠中诱导疾病	雄/雌性	80%～100%	80%～100%	无	无	无	与结核分枝杆菌免疫不相关的附睾睾丸炎（100%），指炎
人 TNF-tg 小鼠（Tg197）	雄/雌性	100%	无	无	无	无	体重减轻
TNF △ ARE 小鼠	雄/雌性	100%	无	100%	无	无	-
跨膜 TNF-tg 小鼠（TgA86）	雄/雌性	100%	100%	无	无	无	-
Il-23mc 在 B10.R Ⅲ 小鼠中诱导疾病	雄/雌性	100%	有	可能	有	无	全身骨丢失
凝胶多糖在 SKG 小鼠中诱导疾病	雄/雌性	100%	有	50%～60%	无	25%	全身骨丢失，体重减轻，指炎（40%～50%）
年老 DBA/1 小鼠	雄性	50%～100%	无	无	指甲	无	-

HLA-B*27 转基因小鼠主要是在 hβ2m$^{-/-}$ 小鼠中转入人

HLA-B*27 表达，可引起 75% 雄性小鼠后肢关节炎，40% 进展为强直。该模型也表现出指甲过度角化，但没有肠道炎症或脊柱异常。组织病理学表现为滑膜增生和软骨、骨侵蚀。该 *HLA-B*27* 转基因小鼠动物模型并不常用，主要因为该表型不如 *HLA-B*27* 转基因大鼠显著。

研究 SpA 样特征的 *HLA-B*27* 转基因大鼠模型有：21-4Hline（Lewis 背景）、33-3line（F344 背景）、(21-3x283-2) F1line（Lewis 背景）。

HLA-B*27/hβ₂m 转基因 Lewis 大鼠（21-4Hline）含有 150 拷贝的 *HLA-B*2705* 和 90 拷贝 hβ₂m，在第 10 周龄可自发出现 SpA 样疾病特征。最常见和持续最久的特征是腹泻。在结肠炎症状雄性大鼠较雌性大鼠早出现后肢关节炎，并出现雄性大鼠的附睾睾丸炎、尾巴过度角化、指甲营养障碍、毛囊炎。组织学表现主要是固有层弥漫性单核细胞浸润的慢性炎症改变，受累关节滑膜淋巴细胞、浆细胞、中性粒细胞浸润。炎症扩展到肌腱和韧带（起止点炎）后表现为骨和软骨破坏（侵蚀）和新骨形成（骨赘），心脏和眼组织可检测到炎症损伤。该模型的典型特征：附睾睾丸炎，通常不发生在人 SpA 疾病谱。

B27/hβ₂m 转基因 F344 大鼠（33-3line）含有 55 拷贝 *HLA-B*27:05* 和 66 拷贝的 hβ₂m。该转基因大鼠模型也自发出现腹泻、生殖道病变、关节炎、皮肤、指甲病变。除了背景和低拷贝的 *HLA-B*27:05* 和 hβ₂m，该模型与 21-4line 相似，但更早出现临床特征，结肠腺瘤发病率更高。

B27/hβ$_2$m 转基因 Lewis 大鼠（21-3x283-2）F1line，含有 20 拷贝的 *HLA-B*27* 和 50 拷贝的 hβ$_2$m。该模型没有明显的胃肠道炎症，但都出现附睾睾丸炎。约 70% 的大鼠在 4～6 月龄时出现关节炎，30%～50% 在 7～9 月龄时出现脊柱炎。在出现临床症状前行睾丸切除术能阻止附睾睾丸炎、关节炎和脊柱炎的发生，提示这 3 种疾病在该动物模型中是有联系的。该模型大鼠有明显的中轴关节和外周关节表型，包括新骨形成、强直，没有临床或组织学特征的肠、皮肤、眼炎症。但是该模型发病率较低，严重的自身免疫性附睾睾丸炎、关节炎的缓慢发病、脊柱炎使该模型的干预治疗研究较难开展。

对 B27/hβ$_2$m 转基因 Lewis 大鼠（21-3x283-2）F1line 动物模型进行优化：4 周龄大鼠切除睾丸，热灭活结核分枝杆菌免疫大鼠所形成的结核分枝杆菌在（21-3x283-2）F1Lewis 大鼠中诱导疾病模型。与优化前模型相比，中轴和外周关节疾病的发病率和雌雄同步率高使该优化模型的干预研究更适合，该模型更适合于微生物压力导致实验性 SpA 研究。

过表达 TNF 的小鼠包括人 TNF 转基因小鼠（Tg197 转基因）、TNF$^{\triangle ARE}$ 小鼠和过表达跨膜 TNF（tmTNF）小鼠（TgA86）。该类动物模型主要用于检测炎症信号通路及机械应力对疾病进展的影响。

人 TNF 转基因小鼠在 3～4 周龄时自发形成侵蚀性的多关

节滑膜炎，有 100% 的外显率，伴随全身炎症和进行性体重减轻。该模型多用于 RA 研究，检测抑制 TNF 的效应。该模型小鼠也出现骶髂关节炎，伴有骨炎和骨侵蚀，没有 SpA 其他特征如脊柱受累、新骨形成、肠道病变。

TNF$^{\triangle ARE}$ 小鼠是减去 69bp 的 TNF-AU 富集区（AREs），TNFmRNA 表达增加，可自发形成慢性外周多关节滑膜炎，导致前后肢畸形，也可出现骶髂关节炎、肠道炎症。

过表达跨膜形式的 TNF（tmTNF）小鼠（TgA86）在 4 周龄时 100% 发生自发性关节炎和脊柱炎。但关节炎严重性和破坏性都比较轻。以驼背和尾巴弯曲为特征的脊柱炎、肌腱端炎、新骨形成和强直也可观察到。

近年来研究发现，IL-23p19$^{-/-}$ 小鼠对胶原诱导的关节炎起保护作用，并且 IL-23/IL-17 信号通路与 AS 相关。IL-23mc 诱导 B10.RⅢ小鼠模型能持续高表达 IL-23，使多种促炎因子表达增加，形成严重的多关节滑膜炎，后期出现肌腱端炎、肠道炎症。该模型能进一步探索 IL-23/IL17 信号通路对 SpA 疾病进展的影响。

凝胶多糖诱导 SKG 小鼠疾病模型即 ZAP-70w163C 突变 BALB/C 小鼠，该模型主要模拟 RA，能形成自身免疫性炎症性关节炎，产生自身抗体。但该小鼠在 SPF 环境下不发病。使用肺真菌刺激免疫后，该模型小鼠可形成踝和腕的关节炎、指 / 趾炎、尾部畸形、驼背。滑膜、脊柱椎间盘、足底筋膜和跟腱肌腱端出现炎症浸润，脊柱和指间关节可出现侵蚀和新骨形成。关节外表现包括无症状性回肠炎、单侧前葡萄膜炎，表皮炎症导致的皮肤增厚，但没有典型的银屑病皮损。该模型小鼠使用抗 IL-23 抗体能抑制 SpA 和 IBD 疾病进展。

强直性肌腱端炎动物模型（ANKENT）是 *HLA-B*27* 转基因 C57BL/10 小鼠携带 5 ～ 10 拷贝的 *HLA-B*27:02* 和 B10.BR (H-2k) 单体型动物模型。该模型出现脚踝关节炎、软骨增生和骨化，不出现脊柱和关节外的病理改变，并且脚踝关节炎发病率低（30%）。该模型已被老年 DBA/1 小鼠取代。26 周龄雄性 DBA/1 小鼠踝和脚趾（主要是第 4 趾、第 5 趾）出现不对称性关节炎，患病率为 50% ～ 100%。组织学显示多形核细胞和单核细胞浸润，关节肌腱软骨内骨形成和关节强直。

蛋白聚糖诱导的 IL-4$^{-/-}$BALB/c 小鼠即 PGISp 小鼠，是目前应用较多的 AS 疾病模型小鼠。该模型小鼠可在早期出现外周关节炎症、中轴炎症和骨质增生明显，表现为椎间盘不稳、软骨损伤、软骨细胞 / 骨细胞形成，随后融合。该模型显示中轴骨质增生，与人类 AS 相似。然而，PGISp 小鼠的疾病更倾向于雌性而非雄性，并且 *HLA-B*27* 所起的作用不明显。PGISp 小鼠模型是很好的炎症骨形成模型，特别是检测靶向 Wnt 信号通路的治疗效应。该模型主要用于强调积极的抗炎干预可以改变大部分疾病病程，特别是阻断不可逆转的关节改变，也用于暗示 AS 炎症进展和进行性关节破坏。

（李晓敏　整理）

12. Th17 细胞通过 IL23/IL17 轴促进脊柱关节炎炎症及骨形成

　　随着分子免疫学的发展，研究者越来越多地认识到 TH17 细胞及其相关细胞因子（包括 IL-17 和 IL-23），不仅在宿主天然免疫的生物学防御上起到保护作用，也在自身免疫性疾病的发病机制中起到重要作用。多项研究表明，IL-17/IL-23 轴在 SpA 的发病中起到了重要作用，并且 IL-17 阻断治疗在 SpA 的治疗成功提示了 IL17 在 SpA 发病中的作用。在此之前，尽管非甾体抗炎药物和物理治疗被认为治疗 SpA 有效，但只有抗 TNF-α 治疗被证实在活动性 SpA 中表现出了明确的治疗作用，即便如此仍然有 50% 的患者无效，最近全人源化的 IL-17A 单克隆抗体被证明在活动性的 AS 治疗中起效。此前，SpA 的发病机制主要集中在 Th1 通道和 TNF-α 的描述上。近年来关于 IL-17/IL-23 途径机制的知识随着基因、实验模型和功能数据的增加而增加，这表明 IL-17/IL-23 在 SpA 中起着关键的作用。第一个证据来自于遗传研究：IL-23 受体基因 *rs11209026* 显示了保护性的基因多态性，通过 IL-23 依赖性途径调节 IL-17 的生成从而削弱 Th17 细胞的功能。此外，动物模型已经证明了 *HLA-B*27* 错误折叠和同型二聚体可以调节 IL-23 和 IL-17 的生成。在 *HLA-B*27* 转基因小鼠中也观察到通过 Th17 细胞增殖导致的 IL-17 升高。IL-23 过表达动物模型也显示出会有 SpA 样疾病的发生，其表现包括肌腱端炎和骨形成。

中国医学临床百家

（1）IL-23/IL-17 和 Th17 细胞的历史

IL-23 在 2000 年被分离出来，被认为是 IL-12 家族的前炎症细胞因子，其主要由抗原递呈细胞（antigen-presenting cells，APC）生成，包括 p19 和 p40 两个亚单位。IL-17 在 1993 年被发现，随后 IL-17 家族包括 IL-17A-F 被命名，并从而揭开了研究 T 细胞亚型——Th17 细胞的序幕，以及相关的一系列 Th17 细胞因子：IL-21 和 IL-22。IL-17A 和 IL-17F 是 IL-17 家族中研究最多的细胞因子，其中 IL-17A 是最有效的炎症性因子，IL-17A 及其受体 IL-17R 广泛表达，IL-17 通过诱导组织细胞表达 IL-6、IL-8 和 G-CSF，它们通过多种机制诱导自身免疫性关节炎的炎症反应。在发现 IL-17 细胞因子后不久，IL-17 的受体被确定为细胞因子受体新家族的创始成员。基于序列同源性，IL-17 受体家族现在被确认有 5 个家族成员，包括 IL-17RA、IL-17RB、IL-17RC、IL-17RD 和 IL-17RE。IL-17RA 促炎细胞因子包括 IL-1、IL-6、TNF-α、MMPs 和 IL-8。2005 年，Th17 细胞被首次报道为 Th 细胞的亚型，人类 TH17 细胞的分化、存活和扩增都需要 IL-23 和其他生长因子如 IL-1β、转化生长因子 -β（TGF-β）、IL6、Th17 细胞分泌 IL-17 和其他前炎症细胞因子。自此以后，有大量的发现围绕 T17 细胞展开，包括 IL-17 在抗感染领域的作用及其在一系列自身免疫性疾病包括银屑病关节炎、中轴型脊柱关节炎、炎症性肠病及 RA 中起到的作用。

（2）IL-17 和 IL-23 参与骨形成

IL-17 在骨形成中的作用非常强大，它的受体在很多细胞中有表达，包括成骨细胞、破骨细胞、滑膜细胞和软骨细胞。早期的研究显示，刺激 IL-17 受体可以活化 NF-κB（RANK）及有丝分裂原活化受体（MAPKs）通路。TH17 细胞直接表达 RANKL，并以此来促进破骨细胞的分化和增殖加快破骨过程。IL-17 还能上调 RANKL 在成骨细胞和滑膜细胞中的表达，增加 TNF-α 和 IL-1 在滑膜巨噬细胞中的表达，最终导致骨破坏和破骨相关基因的表达。IL-23 /IL-17 轴不仅参与滑膜细胞炎症及关节破坏，它还通过诱导 IL-22 参与新骨形成，研究者也的确发现 SpA 患者的滑液中 IL-22 浓度要高于骨关节炎患者。为充分了解 IL-17 和 IL-23 在 SpA 的发病机制中的作用，一系列研究表明 IL-17 和 IL-23 对骨吸收和新骨形成的影响是很重要的，这是脊椎关节炎骨变化的主要特征。骨吸收是由破骨细胞介导的，而成骨细胞则负责新的骨形成（图 4）。高水平的 RANKL/ 骨蛋白比率有利于分化成骨细胞和单核细胞，在血管翳和骨交界处有大量的骨化细胞 RANKL 显著增高。

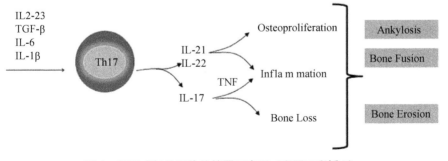

图 4　骨形成与骨吸收的简要示意图（彩图见彩插 3）

（3）IL-17 和 IL-23 参与 PsA 关节炎的发病

IL-17 基因敲除动物研究和人类实验研究都表明 Th17 参与 PsA 的发病机制。在一系列用小鼠模型和人体组织进行的实验中，证明了 IL-23 诱导的 Th17 细胞因子（IL-17 和 IL-22）能够促进 PsA 关节炎的典型 4 种病理类型：PsA 皮疹的发展，PsA 关节炎血管翳形成，联合侵蚀现象，以及新骨形成。Th17 细胞产生的细胞因子有更多的下游效应，可以使 PsA 患者表皮增厚、滑膜增生、血管生成和细胞迁移。对 PsA 的相关研究也支持 IL-12 和 IL-23 的作用。一些来源于患者的研究表明 PsA 损伤的 mRNA（IL-12 和 IL-23）水平增加了；进一步的研究证明了 PsA 皮疹中有 IL-23 特异性 p19 子的富集。多项研究表明，在银屑病的皮疹中，IL-17A 和 IL-17F 的表达方式与正常屑皮肤形成了鲜明的对比，而 IL-17A 的上调与疾病严重程度相关。此外 Th17 特异性转录因子（RORγt）和 Th17 诱导细胞因子（IL-23、IL-6、IL-1）在患者皮疹处、患者正常皮肤处及健康对照者三组存在明显差异。所有这些报告都反映了 IL-17 在 PsA 中所扮演的关键角色。在 PsA 关节炎皮肤损害中，IL-17 的主要病理作用如下：通过增加嗜中性粒细胞的中性粒细胞来增加 PsA 的表皮。在 PsA 中，IL-17 的主要病理作用是：通过增加趋化因子，来增加银屑病表皮的中性粒细胞；通过调节角化细胞的 CCL20，增加致病性 Th17 细胞；刺激对银屑病的重要抗菌肽的表达，如：β-defensin、S100A7、S100A8 和 S100A9，它连续地表现为促炎症刺激；它还通过调节丝蛋白的表达和在角质细胞中的黏附分子来扰乱皮肤屏障，并诱导 TNF-α。它还通过调节角蛋白和角化细胞的黏附分子的表达方式来破坏皮肤屏障，并诱导树突细胞和树突细胞的 TNF 释放。我们的研究结果表明，PsA 关节炎的滑膜是由 IL-17 生成 CD4$^+$ 效应记忆 T 细胞和功能活性 IL-17RA，这是 IL-17 的最受认可的受体。有几份报告显示，IL-17 可以影响炎症性关节炎的骨骼和软骨的破坏。在动物关节炎模型中，疾病在 IL-17 缺乏的小鼠中，严重程度较低。IL-17 受体缺乏的结果是，在慢性再激活的链球菌引发的关节炎中，导致了 IL-1 和 MMP-3、MMP-9 和 MMP-13 的滑膜表达，并阻止了软骨的破坏。为了了解 IL-17 在 PsA 联合病理学中的作用，我们检查了从 PsA 滑膜中获得的纤维囊状滑膜细胞（FLS）诱导 MMP-3 和细胞因子的能力，并观察到 PsA 的 FLS 与 IL-17 的反应是一致的。对 IL-6、IL-8 和 MMP-3 进行了明显的调整。

（4）IL-23 和 IL-17 在 AS 发病中的作用

IL-23/IL-17 在 AS 的发病机制中收到一系列的证据支持，这些证据包括基因研究、动物实验、转化研究及临床研究。最早期的证据表明，IL-23/IL-17 在 AS、未分化强直性脊柱炎和银屑病关节炎患者的血清中增高，

AS 是 SpA 的研究原型，IL-23 受体在 AS 中表现出了基因多态性并参与了该病的发病。AS 患者的血清中可发现 IL-23 和 IL-17 浓度增高，从 AS 患者分离的巨噬细胞发现其接受 LPS 的刺激可以生成高水平的 IL-23，IL-17 阳性细胞也在 AS 关节面上

被发现。另外，IL-17 在关节积液中的浓度也是明显高于 ReA 和未分化 SpA。IL-17 生成细胞在 AS 患者的外周血和靶组织中增多。流式检测结果显示，有些患者在刚刚出现 MRI 的表现甚至还没有 MRI 的异常表现时其外周血中 IL-17+CD4$^+$T 细胞的比例即表现出增高。

IL-23/IL-17 轴与 RA 和 SpA 的发病机制有关。IL-23 是一种有用的标记，可以用于诊断 RA 和检测抗 IL-17 和抗 IL-23 抗体对 AS 和 PsA 有很大的功效。对 IL-23/IL-17 进行更深入的研究及了解 IL-23/IL-17 和 Th17 细胞有助于控制 SpA 关节炎的病情进展。

（毋　静　整理）

13. 强直性脊柱炎患者存在肠道菌群失调

从 20 世纪 70 年代 HLA-B*27 被报道是 AS 的致病基因后，人们已经提出来几种 HLA-B*27 致病机制假说，但仍不能完全解释 AS 的发生发展全过程。2011 年 Rosenbaum 等提出 HLA-B*27 通过改变肠道微生物致病的假说，又恰逢美国人类肠道微生物组计划高通量测序及分析技术的快速发展，AS 肠道菌群研究有了较大的进步。

（1）AS 患者存在肠道菌群失调

Costello 等利用 16S rRNA 扩增子技术检测 9 名 AS 患者和 9 名健康对照者结肠黏膜菌群，结果发现 AS 患者肠道菌群的构成与健康对照者存在统计学差异。在科水平，*Lachnosipiraceae*、

Ruminococcaceae、*Rikenellaceae*、*Porphyromonadaceae* 和 *Bacteroidaceae* 5 个菌种丰度在 AS 中是升高的，而 *Veillonellaceae* 和 *Prevotellaceae* 这 2 个科的丰度是降低的。Tito 等同样利用肠黏膜样本行菌群研究，发现 *Dialister* 属丰度与 AS 患者疾病活动指数（ASDAS）呈较强正相关关系，可能成为预测疾病活动度的标记。Maxime Breban 等用粪便样本进行肠道菌群研究，发现 SpA 患者存在肠道菌群失调，其中 *Ruminococcusgnavus* 在 SpA 患者中明显升高，且与合并炎症性肠病及其活动性相关。Wen 等利用宏基因组技术行肠道菌群研究，同样报道 AS 患者存在肠道菌群失调，其中 *Prevotellamelainogenica*、*Prevotellacopri* 和 *Prevotella sp. C561* 在患者中丰度明显升高，而 *Bacteroidesspp* 是明显降低的。

（2）AS 口腔菌群尚未发现明显异常

口腔也是菌群生长的地方，已有研究报道口腔菌群失调与 RA 相关。在 SpA 患者中，Bisanz 等取患者口腔牙菌斑及健康对照者进行 16S rRNA 基因扩增子测序及分析发现，患者口腔菌群多样性及构成与健康对照者无统计学差异。

（3）肠道菌群失调是 AS 的因还是果

SpA *HLA-B*27*/β_2m 转基因（*HLA-B*27*/β2m-Tg）大鼠在有菌饲养环境中才能出现肠炎和关节炎等疾病表现，提示肠道菌群在 SpA 的发病中可能起着重要作用。Asquith 等最近进行了一项动物实验：*HLA-B*27*/β$_2$m-Tg 大鼠肠道炎症、肠道菌群和炎症因子随着年龄增长的变化情况。结果发现 *HLA-B*27*/β$_2$m-Tg 大鼠在发现肠炎和菌群失调前已经出现 TNF-α 和 IL-1β 显著升高，伴随抗微生物肽增加。提示 *HLA-B*27*/β₂m-Tg 大鼠在肠道菌群出现改变前已经有明显炎症反应，Th-17 等炎症细胞扩增，继而出现肠道菌群失调。目前尚无队列研究观察 AS 患者发病前和发病后肠道菌群的变化，菌群失调与发病的先后关系。动物实验结果也一定程度上验证了 Rosenbaum 等提出 *HLA-B*27* 通过改变肠道微生物致病的假说。但仍需进一步研究证实。

（4）目前研究存在的不足与展望

肠道菌群高通量测序和分析技术使 AS 肠道菌群研究在过去 2 年中有了较快的发展，但目前仍局限于横断面病例对照研究，且规模较小，无法推断肠道菌群与 AS 发病之间的关系。另外，很多因素如饮食、药物及合并症等均可造成肠道菌群的改变，目前研究对混杂因素的考虑较为欠缺。*HLA-B*27* 是 AS 最为重要的致病基因，*HLA-B*27* 与肠道菌群失调之间的关系尚不明确，且 *HLA-B*27* 基因高度多态性，不同亚型与肠道菌群之间的关系是否存在差异呢？菌群失调的纠正是否能改善病情甚至阻止疾病进展呢？

人们已经高度重视疾病治疗过程中菌群失调的调整，目前采用的方法有菌群移植、添加益生菌和益生元等方案。进一步明确 AS 肠道菌群的特点和致病机制不仅可能为 AS 治疗提供新的思路和理论基础，也反过来可以证实肠道菌群在 AS 疾病发生、发展中的作用。

（陈泽娜　整理）

14. 强直性脊柱炎新骨形成：炎症－肉芽组织修复－新骨形成

新骨形成是 AS 的标志性特征，目前针对 AS 患者新骨形成机制的研究主要通过影像学（如核磁共振、X 线等）、组织学和新骨形成生物标志物，核磁共振（MRI）可提示骨髓炎症侵犯（如骨髓水肿、骨炎）和肉芽组织取代骨髓（脂肪损伤／修复），X 线片则显示最终的新骨形成（骨赘）。此外，通过对不同治疗方法的疗效评估也能侧面反映新骨形成的有关信息。

（1）影像学的"炎症－脂肪修复－新骨形成"

关于新骨形成，目前有观点认为 SpA 病程中通常以活跃的软骨下骨髓炎症开始，接着软骨下骨髓被脂肪损伤修复组织取代，这是新骨形成的重要刺激因素。

既往研究发现炎症与新骨形成之间有关但联系并不强，提示存在未被发现的重要中间环节。

一项关于 AS 患者 MRI 纵向分析研究提示，炎症和脂肪损伤都促进 AS 新骨形成，关节的脂肪损伤（有或无炎症合并）与新骨形成有关，这种相关性强于仅有炎症出现时，这说明炎症与新骨形成的关系较弱，而脂肪损伤与新骨形成关系较强，并且如果炎症和脂肪损伤同时存在，则关系更强。进一步观察发现，在 MRI 中脂肪损伤变性出现在骨髓炎症之后的修复过程中，而最后新骨形成出现在修复活跃的部位，可通过修复组织取代软骨下骨髓或填充磨损而产生，提示炎症消退后产生的新脂肪损伤与新骨形成关系更为紧密。这说明炎症与脂肪损伤有关，脂肪损伤与新骨形成有关，而炎症和新骨形成直接关系较弱；但若炎症合并早期结构损害如脂肪损伤时，则与新骨形成有关。以上多个结果证实脂肪损伤是 AS 关节炎症和新骨形成的中间步骤。

但新骨形成部位与 MRI 炎症或脂肪损伤部位没有绝对的对应关系，提示"炎症－肉芽组织修复－新骨形成"仅能解释部分 AS 新骨形成。目前对此提出的解释包括 4 个方面：① MRI 检测局限性：组织学研究发现 AS 关节出现组织学炎症时，MRI 可无炎症提示，说明 MRI 会漏诊骨质炎症。② MRI 脂肪损伤不代表修复组织：组织学研究认为肉芽组织而非脂肪组织在疾病修复过程中发挥作用。③ AS 病情的波动性：AS 炎症随时间波动，MRI 仅能捕捉一次的结果，因此不能明确一个现在无骨炎的椎体在以前是否也无骨炎，这解释了炎症和新骨形成之间较弱的联系；而脂肪损伤一般不会波动且多出现在被以往活跃炎症影响的正在修复的部位，这解释了新骨形成与脂肪损伤之间强于与炎症之间的联系。④也有研究认为炎症、脂肪损伤和新骨形成反映了同一疾病中各自独立的路径。新骨形成是 AS 早期骨破坏的结果，目的是修复脊柱的稳定性，因此其部位与炎症发生的部位不同。

(2) 组织学的"炎症－修复（肉芽）组织－新骨形成"

免疫组化研究进一步探讨炎症、修复和新骨形成的关系，发现 AS 患者病变关节的软骨下有骨髓来源的富含成纤维细胞的肉芽组织，该肉芽组织通过其含有的成骨细胞发挥成骨作用。另一研究同样提示此纤维样肉芽组织的侵袭导致软骨变性和软骨下骨侵蚀，而新骨形成的部位与肉芽组织出现的部位有关，与仅被脂肪组织取代骨髓的部位无关。这证明纤维样肉芽组织侵蚀软骨下骨质，促进新骨形成是 AS 中关节重建的必要环节。

有关肉芽组织与脂肪损伤的关系，组织学研究提示，肉芽组织的出现可伴随脂肪细胞和（或）脂肪沉积，也可不伴随。因此，肉芽组织可在 MRI 上显示为脂肪损伤表现，也可不被 MRI 检测到；而无肉芽组织的脂肪组织则与新骨形成无关。这就解释了新骨形成可发生在没有 MRI 炎症或脂肪损伤的部位，而 MRI 脂肪损伤的部位可不发生新骨形成。

综上所述，肉芽组织而非脂肪组织在疾病修复过程中发挥主要作用，且不是所有的修复（肉芽）组织都含有脂肪组织，故而称"炎症 – 修复（肉芽）组织 – 新骨形成"更为合适。

（3）现有治疗与新骨形成

AS 治疗主要包括非甾体类抗炎药（NSAID）和生物制剂（主要是 TNF 抑制剂）。NSAID 和 TNF 抑制剂有很好的抗炎作用，但关于其阻止或延缓 AS 放射学进展却无一致的意见。

研究提示，超过 2 年连续使用选择性 COX-2 抑制剂塞来昔布较按需使用，AS 放射学进展减慢，这可能是塞来昔布通过抑制前列腺素（是促炎症因子，也是成骨细胞刺激因子）来直接抑制新骨形成。但另一实验提示，超过 2 年使用非选择性 COX 抑制剂双氯芬酸，不能抑制骨形成。因此，塞来昔布（或选择性 COX-2 抑制剂）对新骨形成的特异性作用不能被排除，但 NSAID 整体对新骨形成的作用也无法被证实。连续的 NSAID 使用是否对新骨形成有抑制作用仍然在研究中，而由于实验结果的不一致，NSAID 目前仅被推荐用于症状和体征的改善治疗，而不是抑制骨赘生长。

TNF 抑制剂对新骨形成的作用也无定论。有研究认为 TNF-α 可以增加骨吸收，抑制骨形成，即"TNF 制动假说"。TNF-α 可通过直接干扰成骨细胞活性或间接上调 DKK-1、抑制 Wnt 信号通路抑制新骨形成。TNF 抑制剂治疗 AS 后，炎症已消退的椎体角比炎症持续存在或基线期没有炎症的椎体角有更多的新骨形成；接受 TNF 抑制剂治疗的患者较接受常规治疗的患者，在有炎症的椎角发生新骨形成比例更高。

反对"TNF 制动假说"的研究则提示 2 ～ 4 年的 TNF 抑制剂治疗不能抑制新骨形成，但早期治疗或更长期 TNF 抑制剂治疗（4 ～ 8 年）可通过抑制炎症和软骨下肉芽组织，阻止放射学进展。早期炎症可被抗 TNF 治疗消除且不遗留后遗症；而晚期炎症损伤被清除后，修复改变已经产生，随之发生新骨形成。因此，如果患者在新骨形成早期接受 TNF 抑制剂治疗，或者接受较长时间的 TNF 抑制剂治疗或可阻止新骨形成。

早期抗炎治疗可阻止新骨形成，但目前尚无确切的在疾病后期直接抑制新骨形成的治疗。除了上述讨论的 NSAID 和 TNF 抑制剂之外，有研究提示抑制 IL-23/IL-17 或许对骨形成有直接作用，但需要更多数据证实。而也有学者认为直接针对新骨形成的治疗可能会同时产生很多影响整体骨代谢的不良反应。因此，目前最好的阻止新骨形成的治疗方法是早期且有效地控制骨质炎症。

（许云云　整理）

15. 强直性脊柱炎的特异性生物标志物仍待挖掘

疾病的生物标志物是指一个可以客观测量和评估的特征性指标，通过对它的检测可以对疾病的鉴别、早期诊断、疾病活动度、治疗效果及预后评估起到帮助作用。因此，寻找更多、更特异性的生物标志物一直是每种疾病研究的热点。AS 作为一种遗传背景相关的风湿性疾病，主要病理生理过程是炎症和新骨转化，所以目前发现的生物标志物仍主要集中在遗传易感位点、炎症和骨转化代谢的血清学改变。

HLA-B*27 与 AS 相关已发现约 40 年，但 *HLA-B*27* 与 ReA、PsA、炎症性肠病性关节炎也具有相关性，所以遗传学研究一直在寻找 AS 独特的遗传学标志物。近 10 年来多个不同种族的 GWAS 研究发现约 40 个 *HLA-B*27* 以外的遗传学标志，这些 AS 相关基因分布在 IL-17/IL-23、NF-κB 信号途径，或与抗原呈递和 T 细胞表型相关，如 IL-23 受体 (*IL-23R*)、前列腺素 E 受体 4 (*PTGER4*)、*ERAP1*、Runt 相关转录因子 3 (*RUNX3*) 或 Scr 同源性 2 衔接蛋白 3 (*SH2B3*)，这些基因与 AS 的相关性在不同种族之间显示异质性，难以作为统一的遗传标志物。其中

*ERAP1*s270444 在亚洲人和欧洲人种均与 AS 相关，但另一个研究发现 *ERAP1* 仅在 *HLA-B*27* 阳性的 AS 患者中具有相关性，限制了它的应用价值。

CRP 和 ESR 是临床最常使用的监测指标，主要反映急性炎症的活动性，但它们没有特异性和敏感性，不能作为诊断指标，仅能作为一种疾病活动性和治疗反应的生物标志物，尤其超敏 CRP（hsCRP）可能比 CRP 更能作一种好的 AS 活动性标志物。其他的血清炎症因子，包括 IL-6、IL-17、IL-23、IL-33、MMP-3、血管内皮生长因子（VEGF）和钙网蛋白在 AS 患者升高，部分研究发现它们与疾病活动性相关，其中 MMP-3 被认为对 AS 的结构破坏进展具有独立的预测价值，而 AS 患者 VEGF 水平升高和钙网蛋白降低与 AS 的放射学进展和减缓有关（mSASSS 评分增加或降低）。但 axSpA 患者血液中升高的其他生物标志物，如 IL-27、人防卫素 2（Human β defensin-2，hBD-2）和脂质转运蛋白 2（lipocalin-2，LCN-2）在 AS 无升高，这种差异可能跟病程有关。尽管陆续还有炎症因子被发现，但以上列出的炎症因子均缺乏特异性，没有足够的说服力用于临床诊断或作为通用生物标志物使用。新骨形成必然涉及成骨和破骨的多个环节，目前研究显示血清 wnt-3、骨特异性碱性磷酸酶（bone-specific alkaline phosphatase，BAP）、骨钙素（osteocalcin）的水平升高，以及核因子 κB 受体激活蛋白（receptor activator of nuclear factor-κB ligand，RANKL）/骨保护素比例升高，而骨保护素、

Dickkopf-1、硬骨素（sclerostin）水平等降低。尽管这些标志物被认为和药物治疗反应、影像学进展有一定关系，这些标志物也难以区分所有涉及骨代谢的疾病，不具有特异性。

既然炎症反应和骨代谢都是一个泛发于多种疾病的病理过程，那么抗体所具有的特异性就成为发现疾病独特型生物标志物的首选。目前有趣的是，RF 血清阴性是诊断 AS 的先决条件，提示 AS 患者体内少有自身抗体的产生，但既往发现 AS 患者体内存在抗耶尔菌、鼠伤寒杆菌、酿酒酵母菌和分子杆菌等微生物成分的抗体，但这些抗体无特异性，可能更多的是反映一种免疫异常状态。随着蛋白质芯片检测技术发展，发现 AS 患者血清内还存在广泛的自身抗体反应，大部分抗体是针对骨骼和结缔组织蛋白，包括结缔组织生长因子、磷脂酰肌醇蛋白聚糖 3 和 4、基质 Gla 蛋白、镁依赖性蛋白磷酸酶 1A（protein phosphatasemagnesium-dependent 1A，PPM1A）和分泌型钙结合蛋白 1（secreted modular calcium-binding protein 1，SMOC1）。此外，参与骨化和骨重塑的蛋白质作为 AS 特异性自身抗原，包括软骨调节蛋白、嘌呤能受体 P2RX7、黑皮质素 4 受体、软骨基质蛋白、骨糖蛋白、细胞外基质糖蛋白、骨粘连蛋白，这些抗体尚未在大规模人群和疾病中鉴别。但最吸引临床医师医师注意的是 2014 年发现一个针对 HLA Ⅱ类组织相容性抗原编码 CD74 蛋白的抗体，它存在于 69％的 axSpA 患者和 65％的 pSpA 患者体内。随后针对 CD74 细胞外组成部分 1 型甲状腺球蛋白和 Ⅱ

类相关不变链肽（CLIP）抗体反应性进行测试，67%的SpA患者显示出与CLIP相关的IgG抗体，而在PsA出现率为45%，RA为11%，系统性红斑狼疮为15%，HIV感染患者为2.5%，健康对照仅为0.8%。并且抗CLIP抗体的出现与年龄、性别、*HLA-B*27*、ESR、CRP和用于AS评估的BASFI和BASDAI无关。进一步确认筛查表明，抗CLIP IgG抗体用于诊断axSpA具有85%和92%的灵敏度和特异性。因此，这种自身抗体生物标志物是非常有希望成为改善AS诊断的重要生物标志物。

除了细胞因子之外，血清内非编码RNAs也开始被检测是否作为AS的生物标志物，已发现miR-625-3p可以反映AS疾病的活性，而miR-29a-3p、miR-146a-5p或miR-222-3p表达与脊柱改变和（或）AS的疾病活性相关。

迄今为止，被公认的AS生物标志物仍是*HLA-B*27*和CRP，虽然这两个生物标志物特异性并不非常高，但不排除将来有更具特异性的生物指标或组合被发现。其他所述生物标志物在风湿性和非风湿性疾病中均观察到变化，然而多是小样本的临床研究，需要对AS或非AS患者进行更广泛的研究，以确定其作为AS临床诊断生物标志物的特异性和全部用途。此外，也不排除将目前已发现的多种生物标志物进行组合，根据各自在AS中出现率的基础上进行权重评分，形成一个新评估指标的可能。

（荣 举 整理）

脊柱关节炎临床诊疗进展

16. 脊柱关节炎的炎症性疼痛：免疫与神经传导的复杂互作

关于慢性腰背痛，临床医师按照诊断思维将其归为两类：非炎症性疼痛和炎症性疼痛。而 AS 的腰背痛表现为炎症性疼痛，既显示了疼痛与炎症之间的密切联系，又将疼痛作为评估疾病炎症活动或放射学改变的指标。AS 的疼痛起始部位主要为下腰部及臀部，通常为隐匿性起病，呈深部钝痛，伴夜间加剧，疼痛的加剧严重干扰患者的生活工作。炎症性疼痛作为 AS 的诊断标准之一和随访观察指标 BASDAI 的主要组成部分，其重要性可见一斑，临床治疗的重点也常常试图改善患者的疼痛症状。

然而患者的疼痛程度并不总是与患者的炎症状态或影像学改变相一致，例如降低 CRP，患者的疼痛却未改善。骶髂关节和脊柱 MRI 的评分与 CRP 明显相关，而与疼痛评分关系较弱。此外，放射学阴性中轴型 SpA 的疼痛症状与影像学改变也存在不一致。炎症程度与疼痛程度无法直接等同，AS 患者的疼痛并不仅仅与炎症相关。

针对 AS 的治疗现状也可观察到炎症与疼痛并非紧密相关。非甾体抗炎药作为 AS 的一线用药，通过抑制环氧化物酶和前列腺素，可快速减轻患者的疼痛，但患者影像学方面的进展控制有限。生物制剂作为最常使用的二线治疗，虽然显著改善患者的症状，但对于结构性破坏作用有限。进一步的研究提示，TNF 抑制剂除了减轻外周炎症的作用，其也可作用于中枢神经系统从而减轻疼痛。针对炎症因子的治疗方面，靶向于 IL-1、IL-6 及 T 细胞的生物制剂对患者症状改善无效，而针对 IL-17、IL-23 的抑制治疗则提示一定的治疗效果。以上都是靶向免疫炎症进行的治疗，目前针对神经性疼痛的治疗研究有限，例如靶向 miRNA、神经生长因子的治疗可能是未来研究的方向。

通过脑部影像学的发现进一步证实神经性因素在 AS 患者中的作用。在 AS 患者中可见脑部结构性和功能性改变。利用磁共振功能成像，其可监测血流探知脑部活动情况。较之健康人，AS 患者在两个神经网络的功能性连接活动强于健康人，且大脑的默认网络脑区与突显网络脑区的连接增强与患者疼痛加重相关。在应用生物制剂治疗后，磁共振功能成像探测到疼痛相关脑区的信号减弱且伴随患者自评症状的改善，虽然外周关节的肿胀未改善，CRP 的水平仍未下降，提示生物制剂可能通过作用于中枢神经系统改善患者的疼痛症状。其他提示神经性因素的证据包括较高的 PainDETECT 分数与皮质增厚相关；AS 患者的足背部有机械性及冷觉感受的缺陷。

免疫与神经传导因素相互作用，在外周，伤害刺激通过作用于伤害性感受器，上传至中枢引起痛觉，在这过程中，伤害性感受器表达多种细胞因子和趋化因子相关受体，如 IL-5、IL-1、IL-6 等，这些因子的作用使得伤害感受器的外周敏化，疼痛感受加重。不仅痛觉敏化作用于伤害性感受器，在背根神经节也可发现神经 – 免疫之间的复杂相互作用。中枢敏化方面，主要由于免疫系统的激活导致抑制和兴奋系统的失衡。如，神经创伤导致 P2X4 受体的上调，进一步引起脑源性神经营养因子的突触分泌增多，从而引起抑制系统的失衡，最终导致中枢敏化。

关于 AS 的疼痛，目前研究显示其为神经 – 免疫交互作用，包括炎症性因素和神经性因素，但具体的机制仍待进一步探索。

（谢 雅 整理）

17. 需关注脊柱关节炎患者的心理障碍

AS 是一种慢性的进行性炎性疾病，主要影响骶髂关节、中轴关节及胸廓关节。该疾病不仅会影响到患者的身体健康，同时对患者心理健康的影响也不能忽视。在既往评估 AS 患者病情活动的时候，ESR 和 CRP 等炎性指标往往被认为是重要的疾病活动性评价指标。但是，随着人们对 AS 这个疾病认识程度的加深，

BASDI、BASFI 等指标被用来评估 AS 的病情活动及功能障碍。现在，更加多的目光被聚焦在了 AS 患者心理状态的评估上，它被认为是和 AS 疾病活动程度评估有着同等重要的地位。

有研究表明，慢性疾病患者往往比健康人群更加容易罹患焦虑症和抑郁症。大多数慢性病患者都存在焦虑和抑郁的症状，而这两个精神症状在 AS 患者中尤为突出。AS 患者的心理困扰风险较高，伴有焦虑和抑郁症的 AS 患者不仅会对生活质量产生重大影响，更加容易使其疾病症状恶化。同时，抑郁症也使得这类慢性病患者的自杀率比正常人群高出 $100 \sim 400$ 倍。但目前国内对该方面的研究关注较少，尚未将 AS 患者的心理状态评估作为疾病随访中的一个重要环节。

AS 会导致患者脊柱和关节的炎症及疼痛，这可能会导致一系列生理变化的发生，包括脊柱活动度的减少、僵硬、躯体疲劳、睡眠障碍等。而以上这些改变可能是导致 AS 患者抑郁、焦虑发生的罪魁祸首，从而导致患者疾病加重，更加容易自杀等不良后果。因此，在治疗 AS 的过程中，我们不仅要减轻患者疼痛、防止躯体畸形，保持患者的心理健康也是重中之重。相关研究表明，AS 患者焦虑和抑郁的发生与其疾病活动程度呈正相关。BASMI 是用来评估 AS 患者移动性限制的指标，而因为炎性腰背痛导致的脊柱活动受限，对心理因素影响甚大。因此，BSAMI 评分越高的 AS 患者，罹患焦虑、抑郁等心理疾患的可能性越大。因此在治疗 AS 的过程中，控制疾病的活动是非常重要的，而在已经发生焦虑及抑郁的 AS 患者中，运动被证明是可以改善焦虑与抑郁状态的有效方法。

目前在国外的研究中，常常被使用的评估 AS 患者心理状态的量表包括医院焦虑和抑郁量表（Hospital Anxiety and Depression Scale，HADS）。这是一个包含 14 个项目的自我评估量表，其中 7 项是关于焦虑的评测，另外 7 项是关于抑郁的评测。该量表可以有效地识别一般人群中，与焦虑和抑郁相关的独立的认知过程。另外一个常用的评价量表是改版 90Y 症状检查表（The Symptom Checklist 90YRevised，SCL-90-R）。它常常被用来对患有慢性疼痛症的患者的心理状态进行测试。

对 AS 患者进行适当的心理疏导是十分必要的，而有趣的是，在这些心理疾患的患者中，教育水平的高低起到了相当重要的作用。研究表明，受过高等教育的患者在应对焦虑和抑郁的问题时，要比教育水平相对较低的患者做得更加出色。

总之，在 AS 患者的治疗及随访过程中，心理干预治疗应该与药物治疗有同等重要的地位。心理状态的评估对评估一个 AS 患者的整体病情具有重要的意义，它可能会对患者的治疗产生重大影响。而对 AS 患者心理健康的评估不仅需要风湿免疫科专科医师的努力，同时也需要多学科共同协作，建立健全更加方便、更加科学的评价及管理机制。

（陈　曦　整理）

18. 临床诊疗中需重视脊柱关节炎的共患病

SpA 的共患病是指除了肌肉骨骼表现或与 SpA 直接相关的非风湿性疾病（如银屑病、炎症性肠病）等表现外，SpA 患者还可能患有其他疾病。而 SpA 患者发生这些疾病的风险高于普通人群，尤其是心血管疾病和骨质疏松。这些共患病风险的增高可能与 SpA 的治疗药物相关（如非甾体抗炎药物和糖皮质激素），也可能与该疾病目前观察到的其他因素相关（如代谢综合征、全身炎症反应）。

SpA 常见的共患病有心血管疾病、恶性肿瘤、感染性疾病、胃肠道疾病、骨质疏松症、淀粉样变、血管炎，还包括肾脏并发症、生活方式的改变、疫苗接种的风险、肺部疾病、伴随药物的应用、精神心理障碍等。根据目前文献报道，心血管疾病的风险和由于骨质疏松导致的脊柱骨折增加了 SpA 的死亡风险；恶性肿瘤并没有增加 SpA 的病死率；除了应用糖皮质激素和生物制剂的患者，没有证据表明 SpA 罹患感染性疾病的风险增加；有文献报道 SpA 相关肾脏损害与淀粉样变有关，然而，非甾体抗炎药物相关肾毒性在 SpA 患者中鲜有报道。

（1）SpA 与心血管疾病

ASAS-COMOSPA 是全世界范围内进行的一项国际多中心、横断面的 SpA 共患病研究，其数据显示，SpA 最常合并的心血管疾病为心肌缺血，占 2.7%，而合并心血管疾病最常见的风险因素是吸烟。其中有趣的是，北欧及北美的数据显示，SpA 不同表型出现心血管疾病及代谢综合征的比例也有区别，仅有中轴表现的 SpA 患者出现各种心血管共患病的比例较低。仅有中轴表现、有外周表现及混合型罹患高血压的比例分别为 19.2%，33.8% 和 26.6%，罹患心肌缺血的比例分别为 2.4%，7.0% 和 3.2%，罹患 2 型糖尿病的比例为 4.3%，8.5% 和 7.4%，出现脂代谢异常的比例为 13.9%，28.4% 和 15.2%。

（2）SpA 与骨质疏松症

COMOSPA 的研究数据显示，骨质疏松症是 SpA 最常见的共患病（13.4%，95% *CI* 12.3% ～ 14.4%），其中中国人群的研究发现中国 SpA 患者更容易出现骨质疏松，且比例更高（31%）。然而 SpA 患者脊柱和近端髋部骨折发生率并不高（分别为 2% 和 0.2%）。有家族史的 SpA 出现髋关节骨折的比例约 3.7%，同时，高龄、病程较长、骨赘形成、持续高炎症状态（ESR、CRP 较高）、髋关节受累、晨僵时间较长、不规律治疗，均与 SpA 合并骨质疏松和骨量流失的风险升高有关。

（3）SpA 与感染性疾病

SpA 发生感染性疾病中最常见的为乙型病毒型肝炎，我们曾报道高达 18.5% 的 SpA 患者罹患乙型病毒性肝炎，其次是丙型病毒性肝炎、结核杆菌感染。常见的危险因素有生物制剂、免疫抑制剂和糖皮质激素应用。只有不到 80% 使用生物制剂的患者在治疗前会进行病毒性肝炎和结核感染的筛查，这也提示临床上仍需积极完善必要的检查，以进行共患病的监测，减少药物不良反应的发生。同时，我国的疫苗接种率不足也是危险因素之一，目前我国肺炎链球菌疫苗、流感疫苗接种的普及性较低，使用生物制剂的 SpA 患者发生感染的风险也相应比其他发达国家高。

（4）SpA 与胃肠道疾病

消化道溃疡在我国也是 SpA 相对常见的共患病（4.6%），其次是胃肠道憩室炎。最常见的危险因素莫过于非甾体抗炎药物的应用。临床上，胃肠道穿孔、出血等现象时有发生，尤其容易出现在青少年和老年患者中。目前，非甾体抗炎药物持续治疗的益处和药物不良反应的权衡仍是一个有争议的话题。

（5）SpA 与肿瘤性疾病

COMOSPA 多中心横断面研究显示，最常见的恶性肿瘤为宫颈癌，其次为基底细胞瘤和黑色素瘤。肿瘤相关风险多与乳腺癌家族史（15.0%，95% *CI* 13.1 ～ 16.9）和结肠癌家族史相关（8.0%，95% *CI* 7.2 ～ 8.9）。此外，尽管存在争议，目前大多数研究显示，肿瘤坏死因子的应用并未明显增加肿瘤风险。

SpA 共患病在不同的国家和地区存在差异，所制定的指南和临床实际存在的问题也可能有一定的差异，这些疾病存在的危险因素与 SpA 本身还是和生活环境、个人习惯等其他因素相关，需要进一步观察和探讨。同时，临床上我们应关注这些共患病的相关危险因素，做到早期预防、早期治疗。

（魏艳林　整理）

19. 要重视中轴型脊柱关节炎的早期骨质流失问题

中轴型脊柱关节炎（axSpA）是一种以累及骶髂关节和脊柱为主的慢性炎性风湿性疾病。骨质疏松及骨量流失在 SpA 患者中普遍存在，ASAS-COMOSPA 全球横断面研究发现，SpA 最常见的合并症是骨质疏松，在中国 346 例 SpA 患者中其发病率高达 31%。

Briot 等研究了 265 例 axSpA 患者，分别在基线期和 2 年时测量骨密度，对临床、生物和影像参数进行超过 2 年的评估。结果显示 39 例（14.7%）在基线时有低骨密度，112 例（42.3%）在 2 年时有显著骨质流失。杨怡等研究发现中轴型 SpA 及外周型 SpA 患者均广泛存在骨量减少甚至骨质疏松，并可在病程早期出现。病程较长（5 年）的 SpA 患者骨量减少和骨质疏松的发生率更高。

AS 患者发生椎体骨折的比例波动在 4% ～ 18%，在 AS 确诊 45 年后发生椎体骨折的风险每年新增 1.3%，Cooper 等发现 AS 患者一生中发生椎体骨折的风险是正常人群的 7.7 倍。最常见的椎体骨折部位是颈椎，其次是胸椎、腰椎和骶髂关节。椎体骨折类型以伸展性骨折最为常见，其他的包括屈曲性、旋转性和压缩性。SpA 患者发生椎体骨折的危险因素包括脊柱强直和骨密度低下，其他的机械因素包括脊柱融合、脊柱僵硬和骨赘使得 AS 患者更容易发生椎体骨折。现有的少量研究表明，非椎体骨折（如髋部和前臂骨折）在 AS 患者与正常人群中并无明显统计学差异。

axSpA 导致骨质流失的机制尚不清楚，IL-23/IL-23R/Th17/IL-l7 轴可能是导致 axSpA 广泛炎症和骨质破坏的重要原因之一。IL-23/Th17/IL-17 轴引起骨质破坏的机制为：诱导 IL-l 和 TNF-α 产生。间接增强关节破坏；增加 RANKL 及 RANK 的数量，破坏 RANKL、RANK/OPG 平衡，加重骨破坏程度；直接作用于破骨细胞，刺激破骨细胞的分化及活化，上调破骨细胞数量及活性；最终造成 AS 患者关节骨破坏。

许多研究表明，调控 RANKL/OPG 的比例能够有效地阻断骨质破坏，但对于已经出现的骨质侵蚀和破坏，能否通过治疗而逆转？最近有研究报道在 TNF 过度表达的小鼠中将抗 TNF 抗体与 OPG 和 PTH 联用，能使骨质破坏逆转。这提示骨质侵蚀并非完全不能逆转，同时也为 SpA 今后的研究提出了新的方向和目标。

对 SpA 早期诊断和积极生物制剂治疗，或许会是延缓甚至阻断骨化的一条路径。Briot 等发现在基线期使用抗 TNF 的 axSpA 患者，腰椎骨密度显著增加，髋部骨密度较基线没有变化。基线期使用 NSAID 的 axSpA 患者，髋部骨质密度显著增加。提示抗 TNF 治疗对抗腰椎骨质流失有保护作用，基线时使用 NSAID 对髋部骨质流失可能有保护作用。

苏培培等发现予抗 TNF 治疗后 axSpA 患者血清 IL-23 水平

下降及骶髂关节炎症改善较应用普通药物者明显；骶髂关节 MRI 是评估 SpA 患者骶髂关节炎症的良好手段。

因此延缓、阻断甚至逆转 axSpA 患者的骨质侵蚀是治疗的重要靶标之一，深入研究 aSpA 骨质侵蚀发病机制就成为破解问题的关键。核磁共振（MRI）可发现 aSpA 炎症病变，如骶髂关节滑膜增厚、关节面下骨髓水肿；慢性病变，如骨髓内脂肪沉积、骨侵蚀、骨质增生、关节融合等，是早期诊断 aSpA，监测其炎症活动及骨侵蚀进展的重要手段。

（李　丽　整理）

20. 幼年脊柱关节炎诊疗进展概述

幼年脊柱关节炎（Juvenile spondyloarthropathy，JSpA）在临床中较常见，因表现多样，常被误诊，谨以此文对近年有关 JSpA 的研究进展做总结概述。

（1）JSpA 的分类

与 SpA 相对应，JSpA 也由一组表现各异的疾病组成，以附着点炎和关节炎为特征，与 *HLA-B*27* 强相关，16 岁以下起病。表现型可分为：与附着点炎症相关的关节炎（ERA）、幼年银屑病性关节炎（JPsA）、幼年强直性脊柱炎（JAS）、ReA 和炎症性肠病相关的关节病。按时间顺序，用于 JSpA 的分类标准有 3 个系统：①按美国风湿病学会（ACR）1990 年修订的 Amor 分类标准。②按欧洲脊柱关节炎研究组（ESSG）1991 年分类标准。

③按国际风湿病学会联盟（ILAR）儿科常委专家组对幼年特发性关节炎（JIA）于 2004 年发布的"修订的 JIA 埃得蒙顿 2001 ILAR 分类标准"，这是目前最常用的标准。此标准将 16 岁以下儿童持续 6 周以上的不明原因关节肿胀统一命名为幼年特发性关节炎（JIA），并分为 7 个类型，大部分 JSpA 患儿代表了其中三类，即 ERA、JPsA 和未分类的关节炎。而 ReA 和 IBD 则未包含在此分类中。

成人的 SpA 在 2009 年后根据是否有背痛和骶髂关节炎分为中轴型（AxSpA）和外周型，目前还没有类似的儿童患者的分类标准。

（2）JSpA 的病因及发病机制

SpA 病因及发病机制至今未全明确，认为与遗传、环境等多种因素相关。最近的研究显示，JSpA 中 *HLA-B*27* 阳性率约为 50%。细胞内 *HLA-B*27* 分子的未折叠反应可触发 IL-23、IFNβ 和 IL-1 等炎症因子的产生增多，IL-23 又刺激 IL-17 细胞增生，这些细胞因子参与了 SpA 的发病，因此 IL-23 和 IL-17 成为生物制剂治疗 SpA 的新靶点。

（3）JSpA 的早期诊断及影像学检查

JSpA 诊断根据病史（疼痛史）、体征（压痛、各种试验及测量）、实验室检查（炎症指标、遗传学）及影像学检查完成。JSpA 的临床表现与成人不同在于以外周关节炎、附着点炎为主要表现，中轴损害可出现在数年后，即使出现可以无症状。但中轴病变对甲氨蝶呤（MTX）和柳氮磺胺吡啶疗效差，是使用生物制剂的适应证。因此，JSpA 的早期诊断和判断主要看是否有骶髂关节炎等中轴病变，有利于合理选择治疗方案。影像学诊断方面，因骶髂关节结构复杂，影像重叠，且儿童骨骺未闭合，骶髂关节较宽，显示不清，X 线平片难全面清晰地显示早期病变，MRI 在显示骶髂关节软骨异常和骨髓内炎性水肿方面有优越性，具有可检出骶髂关节急性病变，对慢性病变敏感性高，且无射线暴露的优势，已用于 JSpA 的早期诊断和疗效评估。

儿童 MRI 骶髂关节炎有何特点？成人的标准是否适合儿童？什么情况下需要做此项检查？近年的研究关注了这些内容。

Herregods 等的研究探讨了国际脊柱关节炎评估协会（ASAS）的 MRI 骶髂关节炎定义是否适用于儿童的问题。两位肌肉骨骼专业的影像学专家对怀疑有骶髂关节炎的 109 例患儿的骶髂关节 MRI 盲法进行回顾性分析，结果显示成人的 MRI 骶髂关节炎标准对儿童的敏感性低。MRI 阳性的骶髂关节炎中，儿童特异性的征象包括：只有单层面的骨髓水肿、滑膜炎和滑囊炎。这些特征的提出对 MRI 在儿童风湿病临床中的应用具有实用性意义。

另一报道对 JSpA 中用不同方法诊断骶髂关节炎的准确性进行了分析。Weiss 等对 40 例 6 个月内新诊断的 JSpA（ERA or PsA）做前瞻性横断面研究，对体格检查、前后位骨盆照片和骨盆 MRI 进行评估。结果显示，20%（8 例）起病时已有 MRI 证实的活动性骶髂关节炎（定义为骶骨或临近的髂骨内有骨髓水肿），8 例中 7 例（88%）MRI 已有结构损害（骨侵蚀或硬化），但只有 3 例（38%）有背痛史或体检时压痛，其余约 2/3 患儿无症状，提示通过背痛史或压痛发现骶髂关节炎的阳性或阴性预测值都低。而 *HLA-B*27* 阳性伴 CRP 升高对骶髂关节炎的估计概率值最高，为 0.84（95% *CI* 0.40～1.00）。研究提示，在 JSpA 的起病初期，活动性骶髂关节炎还是常见的（约20%），可通过 MRI 检出，但患儿常常无症状，成人可以用炎性背痛（IBP）区分中轴型 SPA 和外周型 SpA，在儿童则不准确。因此，*HLA-B*27* 阳性尤其伴 CRP 升高的 JSpA 患儿应考虑行骶髂关节 MRI 检查。

（4）JSpA 的治疗

SpA 的治疗来自专家建议及循证医学，包括 NSAID、缓解病情抗风湿药（DMARD）、生物制剂、局部及全身类固醇激素使用及非药物治疗（教育、锻炼、物理治疗）及外科手术等内容，目前尚无针对 JSpA 的诊治指南，儿科风湿病医师通常参考成人 SpA 及 JIA 的治疗原则拟订方案。

传统 DMARD 治疗：JSpA 以不对称下肢关节炎及附着点炎为主要表现，NSAID 类药加 DMARD 中的 MTX 和柳氮磺胺吡啶是常用组合。其用药效果如何？Weiß 等报道了一个长达 4 年的前瞻性研究。共 118 例 16 岁以下、平均年龄 13.5 岁、平均病程 2.2 年的 JSpA 患儿，用 NSAID 或传统的 DMARD 治疗，4 年后在外周关节炎、葡萄膜炎、Bath 强直性脊柱炎疾病活动指数和医师对疾病活动性总体评价方面有改善，23% 的患儿无药缓解，仍有外周关节炎的为 29%，但炎性腰背痛和功能指数无改善，炎性腰背痛 53% 仍存在，仍有 57% 有疾病活动。提示大部分 JSpA 患者进入成年期后有病情复发或持续。此研究提供了用 NSAID 或传统的 DMARD 治疗后的结局。

生物制剂：部分患者对传统的 DMARD 疗效差。证据显示，对伴活动性中轴病变或者 MTX 难治性 JSpA 患儿，早期应用 TNF-α 拮抗剂是有利的。TNF-α 拮抗剂上市多年的疗效显示，依那西普、英夫利昔单抗和阿达木单抗对 JSpA 的活动性关节炎、附着点炎、中轴病变的症状改善及实验室炎症指标和生活质量的改善，均有较好疗效，并显示了儿童用药的安全性。尽管这类制剂是否可以抑制进展性关节结构性损伤仍不确定，但为 JSpA 的治疗提供了有力武器。不远的将来，IL-17 拮抗剂有望成为 JSpA 治疗的新选择。

药物治疗不良反应：JSpA 为慢性疾病，大部分患儿需长期用药，需关注药物的不良反应，及时处理，否则患儿的依从性下降，影响治疗方案的实施。NSAID 胃肠道反应中比较常见的有腹痛、消化道出血等。近年的研究发现钙卫蛋白可作为肠道炎症的标志物。钙卫蛋白是中性粒细胞产生的钙结合蛋白，为急性炎性细胞活化的指标，可在血浆、尿液、粪便、脑脊液、滑膜液及结肠活检中被检测到。粪钙卫蛋白（FC）反映结肠和小肠的炎症损伤，功能性腹痛不升高，便秘时仅轻度升高。有报道服用

NSAID 的成人患者粪钙卫蛋白升高。Aalto 等研究了 90 例 JIA 患儿，发现服用 NSAID 的患儿中，40% 出现腹痛，腹痛患儿中 1/3 FC 升高，伴 ESR 升高，NSAID 停药或减量时 FC 降低，FC 降低与 ESR 的正常存在相关性。上述研究提示 FC 作为无创、可重复检查的肠道损伤标志物，可作为 JIA 患儿 NSAID 使用时腹痛的鉴别诊断，并用于评估患者是否需要进一步检查。如果 NSAID 停药后仍然高，才考虑行侵入性肠镜检查，减少了盲目性。

长期治疗中，患儿可以出现各种不良反应，消化道症状、肝肾损害、严重感染、诱发肿瘤等，上述研究虽然仅涉及消化道，意义在于临床上对各系统、各种症状的关注和解决。

（5）JSpA 的疾病活动度评估

JSpA 的疾病活动度高，预后较差，活动度测量有助于疗效评估和进一步处理。近年发表的疾病活动度评分法有幼年关节炎疾病活动评分（Juvenile Arthritis Disease Activity Score，JADAS）和 JSpA 疾病活动评分（JSpA Disease Activity Score，JSpADA），后者对 ERA 更特异。

JADAS 包括 4 方面：医师对疾病活动度的评估、家长对患儿生活状态的评估、ESR、CRP。截止值是缓解、轻微疾病的状态、症状可接受的状态。

JSpADA 包括权重相等的 8 项：急性活动的关节数，有压痛的附着点数，临床骶髂关节炎、晨僵、患者对痛的评估、葡萄膜炎、背部活动度、炎症标志物。每项转化为 0、0.5 或 1 表示，总分 8 分。截止值是缓解、轻微疾病活动。

（6）JSpA 的预后

研究显示，与 JIA 的其他类型比，JSpA 患儿的疼痛更频繁和严重，健康状况也更差。即使有生物制剂治疗，部分患儿仍不能完全缓解，与疾病持续活动有关的危险因素包括：AS 家族史、*HLA-DRB1*08*、起病 6 个月内的踝关节炎、*HLA-B*27* 阳性和髋关节炎。

综上所述，JSpA 主要呈慢性持续进展的过程，需要采取早期诊断、评估，新型靶向生物制剂的研制应用及综合治疗措施的采取，为患儿带来希望，减轻功能残疾。

（牟一坤　整理）

21. 警惕强直性脊柱炎的预后不良因素

AS 是一种慢性炎症性疾病，以足跟或关节炎症为特点，疾病晚期可导致关节强直。AS 或 SpA 的患者在疾病活动期的各个变量水平不同，其预测预后的功能也不同。近年来研究表明，AS 或 SpA 或者早期出现以下几个因素则预示病情严重，提示预后不良。

（1）髋关节炎（髋关节受累）

AS 患者中，25% ～ 50% 的患者会累及髋关节，其中累及双侧髋关节的患者占 47% ～ 90%。有髋关节炎的患者主要临床表现为腹股沟或臀部疼痛及髋关节活动受限。而髋关节受累经常导致严重的畸形和显著功能障碍，甚至可能导致永久性残疾，而且与脊柱移动有关的其他活动也受到一定的影响。研究表明，累及髋关节的患者与未累及髋关节的患者相比，BASFI 评分更高，需进行髋关节置换术的概率也高。髋关节炎对 AS 预后风险评估用危险比及 95% CI 表示为（22.9，44.0～118.0）。

（2）ESR 及 CRP 升高

ESR 是衡量体内炎症活动的一个重要的实验室检测指标。活动性 AS 患者的 ESR 高于非活动性的患者，有研究证实 AS 患者血清中脯肽酶水平是病情活动度预测的新的潜在标准性生物标志物，活动性 AS 患者脯肽酶的水平低于非活动性 AS 患者，脯肽酶降低是 AS 预后不良的重要因素。脯氨酸肽酶水平与 ESR 呈负相关，ESR 增快亦预示着 AS 有较差的预后。一项对病程超过 10 年的 SpA 患者（包括 AS）的回顾性调查发现，随诊最初 2 年出现 ESR 大于 30mm/h，预示 AS 病情严重，危险比及 95% CI 表示为（7.0，4.8～9.5）。但目前暂未能找到直接 RCT 数据支持，仅多项研究表明活动性的 AS 具有较高水平的 ESR，预后较差。

CRP 是衡量体内炎症活动的另一个重要的实验室检测指标。研究表明通过连续的分析显示：CRP 水平升高可能与放射学损伤相关，可能可作为 AS 预后不良的预测性生物标志物。

ESR 和 CRP 与 BASDAI 和 BASFI 显著相关（$P < 0.05$）。

（3）脊柱活动受限

AS 会导致不可逆的骨结构的改变，并随疾病的进展而增加，最终表现为患者脊柱活动度的下降，从而导致功能障碍及生活质量的下降。脊柱活动度测量有多种方法，包括 Schober 试验、指地距、枕墙距等。也有研究者提出将颈部旋转、耳壁距、腰部侧弯、腰部弯曲、踝间距作为脊柱活动度测量的指标。

现有研究表明，这些指标与患者放射学表现明显相关，提示脊柱活动度可能与患者预后相关。研究发现，AS 患者脊柱活动度主要是通过影响其物理功能及心理健康而影响生活质量，与生活质量呈现出非常明确的负相关关系。此外，一些研究表明，脊柱活动的受限可能导致患者呼吸功能的下降，这可能也是导致患者预后不佳的因素之一。一项回顾性调查发现，随诊最初 2 年出现脊柱活动受限，预示 AS 病情严重，危险比及 95% CI 表示为（7.0，2.0～25.0）。

（4）腊肠样指 / 趾

SpA 的患者中约有 23% 同时合并腊肠趾 / 指。腊肠趾 / 指是 ReA 的一种表现，临床表现为整个足趾或手指弥漫肿胀，手指皮肤变硬，颜色苍白，末节指 / 趾呈板状或硬结，形状似腊肠，手指呈半屈曲状，不能活动，失去功能。研究表明，SpA 患者中，腊肠趾 / 指不但提示附着点炎和骨膜炎，还提示滑膜炎的存在。腊肠指 / 趾与较高的 ESR 及 CRP 水平存在明显相关性，提示合并腊肠指 / 趾的患者病情可能更严重。一项回顾性调查发现，出现腊肠趾/指预示 AS 病情严重，危险比及 95% *CI* 表示为（8.5，1.5 ～ 9.0）。

（5）寡关节炎

AS 患者中，按受累关节的个数分为多关节炎（≥ 5 个）、寡关节炎（2 ～ 4 个）、单关节炎（1 个），受累关节多为骶髂关节、腰椎关节、胸椎关节等，表现为局部的疼痛、活动受限及关节畸形等。一项长达 10 年的研究随访中发现，在疾病早期（前 2 年）表现为寡关节炎的患者，随着病情的发展，进展为严重疾病程度的约占 43%，中度的约占 35%（*P* < 0.05），危险比及 95% 表示为（4.3，1.4 ～ 13.1）。

（6）青少年起病（发病年龄小于 16 岁）

AS 的发病年龄与预后密切相关。多项研究表明，发病年龄越早，越容易累及髋关节及影像学改变更为严重，预后更差。青少年发病（发病年龄≤ 16 岁）与同样病程的成年发病（AOAS）患者相比较，各部位影像评分更高，需要做髋关节置换的患者更多。发病年龄越晚（每延后 10 年发病）是严重髋关节炎的保护因素（*OR*=0.46，95% *CI* 0.29 ～ 0.72，*P*=0.001）。

（7）NSAID 疗效差

NSAID 是治疗 AS 及 SpA 的重要药物，研究表明 NSAID 不但可有效控制患者体征和症状，并且有助于减少中轴放射学进展。不少长病程的患者，均需每日或断断续续服用 NSAID 来治疗。所以，如果对 NSAID 反应差的患者，预后可能也较差。

（8）其他

近年来，多项研究也表明，合并炎症性肠病、虹膜炎及吸烟也与预后不良密切相关。

综上所述，髋关节炎、脊柱活动受限、腊肠趾/指，寡关节炎、炎性指标 ESR 及 CRP 升高、发病年龄小、NSAID 疗效差、合并炎症性肠病和（或）虹膜炎、吸烟等均为 AS 预后不良因素。出现以上症状，更应及早正规治疗。

（李天旺　整理）

22. 强直性脊柱炎病情活动度评分与 Bath 强直性脊柱炎疾病活动指数是评估病情活动度规范的指标

AS 由于临床表现的多样性，临床上判定病情活动度较为复杂。但是疾病活动度的判断对于指导临床治疗、观察药物疗效及估测疾病预后都有着非常重要的作用。目前尚无国际公认的评价 AS 病情活动的金标准。临床上常用的规范指标是 Bath 强直性脊柱炎疾病活动指数和强直性脊柱炎病情活动度评分（ankylosing spondylitis disease activity score，ASDAS）。

BASDAI 是最早被大多数专家认可的、应用较为广泛的评价 AS 病情活动度的工具，包含涉及 5 个临床症状的 6 个问题：疲劳、脊柱疼痛、外周关节疼痛、局部压痛或触痛、晨僵程度及晨僵持续时间。要求患者对过去 1 周内自身存在的上述问题做出评价。采用的是 10cm 视觉评分量表，请患者在各直线上做一标记进行自我评价，每项分数 0～10 分，0 代表完全不存在所述问题，10 代表所述问题非常严重；而关于晨僵持续时间，0 代表没有明显晨僵，10 代表晨僵持续 2 小时及以上。总评分为前 4 项指标之和，再加上第 5 项、第 6 项指标的平均值，再将总和除以 5。总得分为 0～10 分，得分越高，病情越活动，一般 BASDAI 评分＞4 分提示病情活动。

虽然 BASDAI 操作简单，在临床研究中广泛应用，在评价药物治疗反应时也具有非常重要的意义，但 BASDAI 完全是基于患者对自己病情的主观评价，并且有 50%～70% 的患者没有外周关节受累，这部分患者会由于 BASDAI 中的问题 3（外周关节疼痛程度）评分较低影响 BASDAI 的最终结果；且 BASDAI 中未加入任何客观指标或临床医师的评价，医师和患者在判断病情活动度时有不同的观点，单纯依靠患者的自我评价不能准确地反映其病情活动度，只能反映患者病情的一部分；此外，该指数以其 5 个项目的平均分为其最终得分，并未将各指标间的权重和相关性考虑在内，因此 BASDAI 不能从整体上反映患者的疾病活动性。

2009 年国际脊柱关节炎评价工作组制定了一项新的用于评价 AS 病情活动度的指标（ASDAS），它是一个综合了患者主观评价及实验室客观指标的病情活动评分系统，由 5 个变量组合成一个计算公式，这 5 个变量分别为：腰背痛、晨僵持续时间、患者总体评价、ESR 和 CRP。它共计有 4 个 ASDAS 指数，其内容及评分方法如下：① ASDAS1=0.122× 腰背痛 +0.061× 晨僵持续时间 +0.119× 患者总体评价 +0.210×ESR 的平方根（mm/h）+0.383×（CRP+1）的自然对数（mg/L）；② ASDAS2=0.079× 腰背痛 +0.069× 晨僵持续时间 +0.113× 患者总体评价 +0.086× 周关节疼痛 / 肿胀 +0.293×ESR 的平方根；③ ASDAS3 = 0.121× 腰背痛 +0.058× 晨僵持续时间 +0.110× 患者总体评价 +0.073× 周关节疼痛 / 肿胀 +0.579×（CRP+1）的自然对数；④ ASDAS4=0.152× 腰背痛 +0.069× 晨僵持续时间 +0.078× 疲倦 +0.224×ESR 的平方根 +0.400×（CRP+1）的自然对数。对腰背痛、患者总体评价、晨僵持续时间、外周关节疼痛 / 肿胀均用"10cm"的视觉模拟评分尺来衡量（0 ～ 10 分）。

腰背痛：BASDAI 第 2 个问题；

晨僵持续时间：BASDAI 第 6 个问题；

外周关节疼痛 / 肿胀：BASDAI 第 3 个问题；

疲倦：BASDAI 第 1 个问题。

ASDAS ＜ 1.3 为病情稳定，1.3 ≤ ASDAS ＜ 2.1 为病情中度活动，2.1 ≤ ASDAS ≤ 3.5 为病情活动度高，ASDAS ＞ 3.5 为病情活动度极高。

所有的 ASDAS 指数（4 个 ASDAS 指数）中，均含有对腰背痛及晨僵持续时间的评价，并至少包含一项急性时相反应物（ESR 或 CRP），有的还包含疲倦、外周关节肿胀或压痛、患者总体评价中的一项或多项。作为 AS 疾病活动性指数，四个

ASDAS 指数对疾病活动性的辨别能力无统计学差异。因为患者的 ESR 及 CRP 不相平行，所以可能出现其中某一项升高而另一项正常的情况，此时，若将两项包含在内，则可互相补充，但缺点是需要花费较多的检验费用。因 ESR 缺少标准化的实验室检测方法，故如果只选择一个急性反应物，ASAS 的专家们会偏向于选择 CRP（ASDAS-CRP），而将含有 ESR 的 ASDAS-ESR 作为无法取得患者 CRP 水平时的替代公式。应该强调的是，对于某一患者或在某一个研究当中，使用的指标应保持前后一致。目前的研究表明，ASDAS-CRP 比 BASDAI 更能辨别 AS 的疾病活动性并敏感地反映药物的疗效，有效性和可靠性高，已逐渐替代 BASDI，越来越广泛地应用于 AS 的临床实践及研究中。

（赵丽珂　整理）

23. "ASAS 健康指数" 全面评估中轴型脊柱关节炎的功能与生活质量

近年的研究提示，在 AS 和 SpA 病情综合评价中，骨关节的功能损伤、生活质量评估与疾病活动性评估同样重要，因为中轴型 SpA 的脊柱炎症可以导致结构损伤，最终使患者功能丧失、生活质量下降。同样是对疾病的评价，后者偏重于疾病的发展变化，前者偏重于患者的健康状况。

目前对 SpA 患者的功能检测常使用特异性量表 BASFI、强直性脊柱炎的质量生活问卷（ASQoL）、"ASAS 健康指数"（ASAS

HI）和脊柱关节炎健康评估问卷（HAQ-S）。前 3 种为基于中轴的评价方法，HAQ-S 为基于周围关节的评价方法。

BASFI 包含 10 个条目，其中 8 个与功能解剖有关，另外 2 个与患者日常生活自理能力有关。患者根据对日常生活中各项功能认知，将完成各项活动的难易程度在 VAS（0 ～ 10cm）标尺上标出。10 个问题的均值就是 BASFI 值。BASFI 评分 ≥ 5 分代表功能状态较好，< 5 分代表功能状态较差。BASFI 采用的 10cm 视觉模拟评分，能够对不同的功能障碍进行量化评定，主要反映躯体的功能状况，需结合其他量表进一步评估患者的生活质量。

ASQoL 包含 18 个条目，包括患者的症状、功能及其他疾病相关问题，主要评价疼痛的程度，对情绪、睡眠、运动及完成日常工作能力的影响，侧重于患者生活质量评估。此方法采用以需求为基础的模型，假设个体的能力能否满足他 / 她的需要。患者只需回答是 / 否。分值越高，生活质量越差。该量表使用便捷，患者接受度高，操作时间短暂，仅需约 4 分钟。已有研究证明其信度和效度在英国和荷兰通过了验证。

HAQ-S 是 Daltroy 等在美国健康评定调查问卷（HAQ）（广泛使用的用于评估 RA 患者残疾和健康状况的问卷）的基础上加上 5 个问题，即你能做以下动作吗：①携带杂货袋之类的重物；②久坐；③坐在桌子旁工作；④看汽车后镜；⑤倒车时回头，拓展最终成为评价 AS 的标准（HAQ-S）。这 5 点均侧重于脊柱的损伤。评分标准：能为 0 分，不能为 3 分。这个问卷包含 8 种类型题，20 个条目，操作及计分方式较其他几种问卷复杂。Siddharth Bethi 等研究发现 HAQ-S 和 BASFI 与中轴关节损伤评价的相关性相似，但是 HAQ-S 与外周关节肿胀数相关性更强。HAQ-S 可被应用于 AS 患者外周关节受累的研究。

ASAS HI 是首个特异性的能够全面评估中轴型 SpA 导致的所有损伤、功能受限及患者生活质量的问卷。问卷由 17 个条目组成，包含的方面包括疼痛、情绪、睡眠、性功能、运动、自理和团体生活。患者在每个条目后选择"我同意"或"我不同意"，每个同意的回答计 1 分，不同意不计分。最终的 ASAS HI 值就是所有条目得分之和。分值越高，功能及健康状况越差，损伤及活动受限程度越高。目前该量表已被翻译成超过 15 种语言且所有版本都被证明接受良好。近年来，有研究者运用逻辑回归模型发现高疾病活动度（ASDAS-CRP 评估）是 ASAS HI 的独立变量。Di Carlo 等证实了该量表意大利版的可行性、信度和效度。Uta Kiltz 等首次量化了患者对功能及健康重要方面的偏好且发现在 ASAS HI 量表中，患者担忧的最重要的方面是疼痛、睡眠、站立、疲劳及对体力活动事件缺乏动力。这项发现能够帮助医师更好地满足临床治疗中患者的需要。总的说来，ASAS HI 全面、可靠，操作简便、快速，是风湿病学家确定患者功能及健康状况的一个很好的选择。但是目前该量表在国内应用十分有限。其在评估治疗、远期疗效和普适性、实用性方面尚需要更多的评估。

目前常用的非特异性生活质量测评表还包括 WHO 生活质量简表（brief version of WHO quality of life，WHOQOL-BRIEF）、SF-36 量表。此 2 种量表为广泛应用的普适量表，缺乏特异性，仅能反映患者的生活质量，缺乏对疾病特异性功能障碍的评估。

（李佳敏　整理）

24. 选择合适的 HLA-B*27 检测方法

HLA-B*27 与 AS 密切相关，在 AS 患者中其阳性率为 80% ～ 90%，而在正常人中阳性率仅为 4% ～ 8%。HLA-B*27 检测方法主要分为两大类：检测细胞表现 HLA-B*27 抗原；基于分子生物学方法的 HLA-B*27 基因检测。

（1）检测细胞表现 HLA-B*27 抗原

①微量淋巴细胞毒性试验（MLCT）：微量淋巴细胞毒法依赖补体和需要纯化的淋巴细胞，很难获得高效价的单价血清，低效价的单价血清很容易出现漏判或假阳性；微量淋巴细胞毒技术检测的是淋巴细胞表面的 HLA-B*27 抗原，该表面的抗原可受感染等因素影响使 HLA-B*27 抗原的数量或结构发生改变而出现假阴性；HLA 区其他抗原也会与 B*27 检测存在交叉反应；目前没有可以覆盖所有 HLA-B*27 亚型的试剂。

②流式细胞仪检测法：方法操作简单，自动化程度高，分析速度快；而且重复率好。但也有不足之处，由于 HLA-B*27 抗体除了能和 HLA-B*27 抗原结合之外，与 HLA-B*7 抗原也有一定的

交叉反应。正是因为 *HLA-B*7* 抗原和 *HLA-B*27* 抗原竞争性地与 *HLA-B*27* 抗体结合，所以 *HLA-B*27* 检测中可能出现假阳性的可能。流式细胞术检测 *HLA-B*27* 误差率为 5%，其中部分原因就是 HLA-B7 抗原阳性的患者，可能会给 *HLA-B*27* 的判断造成误差。另外，流式细胞仪检测需要昂贵的试剂，机器本身也很复杂，需要的操作人员专业化水平也很高。

③酶联免疫吸附试验（ELISA 法）：采用酶标记多克隆抗体检测血清中 *HLA-B*27* 抗原，操作快速简单，无需昂贵的设备，但敏感性稍低，较适合基层的医院使用。

（2）基于分子生物学方法的 *HLA-B*27* 基因检测

①实时荧光 PCR 法（RT-PCR）具有较高的敏感性和特异性，高通量检测，一次实验可检测多个样本，对长时间保存的标本可以检测。但耗时较长，需要特定的实验仪器和严格的实验条件，检测人员需要取得基因扩增技术上岗证才能参加检测工作。

②基因芯片法可以覆盖目前已知的所有 *HLA-B*27* 等位基因；所有常见的 *HLA-B*27* 等位基因会同时被引物扩增，而与 AS 无相关性的 *HLA-B*27:06* 和 *HLA-B*27:09* 等位基因，以及一些罕见的 *HLA-B*27* 等位基因仅显示外显子 2 的阳性扩增结果，另外一些不常见的 *HLA-B*27* 等位基因仅显示外显子 3 的阳性扩增结果。因此，阳性结果可以提示样本中是否存在 *HLA-B*27:06* 或 *HLA-B*27:09* 这两种与 AS 不相关的亚型。

③ PCR-SSP 分型是目前大多数实验室常用的方法之一，其

原理根据 HLA 等位基因各型别核苷酸碱基序列差异性，设计出一系列特异性引物，通过特定的 PCR 体系直接扩增出有序列差异的各等位基因特异性片段，再通过琼脂糖电泳直接判断有无扩增产物来确认基因的多态性。该方法操作比较简单，耗时较短，适合小批量标本。缺点是容易产生假阳性条带或遗漏条带。

④ PCR-SSOP 分型可分为正向 PCR-SSO 和反向 PCR-SSO，该方法通过合成一系列的序列特异的寡核苷酸作为探针，与 PCR 扩增的产物进行杂交，通过显影来确定产物基因特异性的一种方法。它是核酸杂交的代表性技术，灵敏度非常高，能检出 $1 \sim 2$ 个核苷酸的差异。由于部分探针易出现干扰，会出现杂带，会错误判断。

⑤ PCR-SBT 技术通过扩增目的 DNA 片段，然后进行测序反应测出 HLA 基因多态性位点核苷酸序列，在结合软件分析与已知可能的等位基因序列进行比较，进而确认 HLA 等位基因分型结果。由于 PCR-SSP、PCR-SSO 等方法均基于已知的 DNA 序列进行设计，存在一定的不足，可出现一些模棱两可的分型结果，难以定型，表现为依照试剂分型格局判断可能出现多条带或少条带、探针的多余或缺少、不同方法结果的不一致，特别是出现新的等位基因时，可能会错误判断。而 SBT 方法有着分辨率高、分析彻底、分型准确等特点。但是，同时它存在一些缺点，如方法相对要求较高，时间较长，结果判断技术含量较高，另外所需的仪器设备成本也较高。

⑥测序法是目前 HLA 基因分型方法中最准确、最可靠和最彻底的方法。本方法通过扩增目的 DNA 片段，然后进行测序反应测出 HLA 基因多态性位点核苷酸序列，在结合软件分析与已知可能的等位基因序列进行比较，进而确认 HLA 等位基因分型结果。结果准确可靠，可检测人群中多见的 *HLA-B*27:04*、*HLA-B*27:05* 亚型；发病风险弱的 *HLA-B*27:06*、*HLA-B*27:09* 亚及其他亚型。

随着分子生物学技术的发展，*HLA-B*27* 基因分型技术得到了不断提高与完善。各种分型检测方法各有其优势与特点。不同的实验室应该根据各自的条件、要求和目的来选择合适的几种不同方法，利用优势互补效应进行联合应用。但是，不论选用何种方法，都先需要有一定数量的已知样本或标准品做质量控制，以保证分型结果的准确与可靠。高分辨率、高通量、高自动化及高集成性的方法将是未来 HLA 基因分型方法发展的趋势。随着各个学科间的渗透与交叉，不断涌现的新技术、新方法使得 HLA-B27 基因分型技术向更快、更准确的方向发展，这些方法的建立与应用将对 AS 的诊断和治疗起到巨大的作用。

（魏秋静　整理）

25. 骶髂关节 X 线与 MRI 是炎症和骨结构破坏评估的客观依据

影像是 SpA 分类标准的关键组成部分。放射学的骶髂关节炎目前仍是国际上认可的 1984 年修订的 AS 纽约标准的重要组成部分。在过去十年中，SpA 的影像成像领域已取得重大进展。常规的放射照相术（即 X 线）只能显示炎症过程的晚期结构改变，而早期的炎症变化可以通过 MRI 检测，这些炎性病变甚至可以在 X 线显示的明确的骶髂关节炎出现之前几年就被 MRI 检测到。

骶髂关节的 X 线与 MRI 影像学检查结果是反映炎症和骨结构破坏的客观依据，广泛用于中轴型 SpA 的诊断与疾病病情活动度评估。

（1）骶髂关节的 X 线与 MRI：推荐常规用于中轴型 SpA 的诊断

一般来说，骶髂关节的常规 X 线检查被推荐作为诊断 axSpA 骶髂关节炎的首选影像学方法。在某些情况下，例如：年轻的患者或症状持续时间短的患者，骶髂关节的 MRI 是替代 X 线的首选影像学方法。

如果根据临床特征和常规 X 线不能确定 axSpA 的诊断，并且仍然怀疑为 axSpA，推荐使用骶髂关节的 MRI 检查。MRI 的图像需要同时考虑活动性炎性损伤 [主要是骨髓水肿（bone marrow oedema，BME）] 和结构性损伤（如骨侵蚀、新骨形成、硬化和脂肪沉积）。但是，脊柱的 MRI 检查并不建议常规用于诊断 axSpA。

除了 X 线和 MRI 外，其他的影像学方法并不推荐常规用于诊断 axSpA。如果 X 线检查结果阴性而又无法进行 MRI 检查的患者，可以考虑进行电子计算机断层扫描（computed tomography，CT）检查，以提供关于结构损伤的额外信息。但是，核素显像和关节超声检查不推荐用于诊断 axSpA 的骶髂关节炎。

在 2009 年 ASAS 制定的 axSpA 分类标准中，影像学提示的骶髂关节炎定义为：① MRI 提示的骶髂关节活动性（急性）炎症，高度提示与 SpA 相关的骶髂关节炎；②根据 1984 年修订的纽约标准明确的骶髂关节炎放射学改变；只要符合两者的其中之一，即可达到 axSpA 的影像学标准。MRI 的"高度提示与 SpA 相关的骶髂关节炎"也有明确的规定：①需要在一个层面有明确的 2 处病变，或在连续的 2 个层面各有 1 处以上的明确的病变；②必须清晰地看到高度提示 SpA 的骨髓水肿 [主要通过短时反转恢复（short tau inversion recovery，STIR）序列判断] 或骨炎（主要通过增强的T1 序列判断）；③病变需要出现在典型的解剖学区域(即软骨下或关节旁的骨髓）；④单独出现的其他炎症性损伤，诸如滑膜炎、附着点炎或滑囊炎等，而不伴有骨髓水肿或骨炎的，不足以定义 MRI 提示的骶髂关节炎。在此标准中，如果患者具有影像学提示的骶髂关节炎，并具备一个以上的 SpA 临床特征，即可确立 axSpA 的诊断。所以，影像学是该标准的重要组成部分，影像学的准确判读（包括 X 线和 MRI）对于诊断 axSpA 非常重要。

MRI 显示的结构性损伤，包括骨侵蚀、新骨形成、硬化和脂肪沉积，提示该病变之前很可能发生过炎症。虽然 2009 年 ASAS 的 axSpA 分类标准中没有定义结构损伤，但是，多项研究显示，骨侵蚀等结构病变能增加 axSpA 诊断的敏感性和特异性；脂肪回填（backfill）近年来被认为可能是 axSpA 从炎症过渡到新骨形成过程中的关键步骤，对于诊断 axSpA 有高度的特异性，所以，推荐在诊断 axSpA 判读 MRI 的图像时需要同时考虑炎性及结构性病变。

（2）用于监测中轴型 SpA 的疾病活动程度

骶髂关节和（或）脊柱的 MRI 可用于评估和监测 axSpA 的疾病活动程度，提供除临床和生物化学评估之外的其他信息。何时需要重复进行 MRI 检查取决于临床的实际情况。通常 STIR 序列足以检测炎性病变，并不需要使用增强剂显像。

axSpA 的骶髂关节和脊柱的急性炎症的轻重程度可通过 MRI 的图像评分系统准确评估。常用的评分系统包括加拿大脊柱关节炎研究协会（Spondyloarthritis research consortium Canada，SPARCC）制定的评分系统、利兹评分系统、柏林评分系统等，其中应用最广泛、最被认可的是 SPARCC 评分系统。对于骶髂关节，该评分系统需观察记录能显示滑膜部位的 6 个连续的斜冠状层面，并把每个层面的两侧骶髂关节各分成 4 个象限分别进行评分。有 BME 的记录为 1 分，每个层面最高 8 分，并对各个病变的强度和深度还有额外的加权评分，每个患者的总分最高为 78 分；对于脊柱，则需要在整个脊柱中选取损伤最严重的 6 个椎体单位，把每个椎体单位分为 4 个象限单独进行评分，并也需要对强度和深度做额外的加权评分，每个患者的总分最高为 108 分。

SPARCC 评分系统能对 axSpA 的骶髂关节和脊柱的急性炎症病变做出准确、客观的反映，可操作性、结果可重现性和阅片者评价一致性高，可用于评估 axSpA 的病情活动程度，也可用于监测 axSpA 患者对各种治疗措施的反应。

（3）用于监测中轴型 SpA 的结构损伤

骶髂关节和脊柱的常规 X 线检查可用于长期监测 axSpA 的结构损伤，特别是新骨形成。重复检查的频率不应大于每年 1 次。除了 X 线，MRI 也可以提供额外的关于结构损伤的信息。重复进行 MRI 检查以监测 axSpA 的结构损伤的频率目前尚无定论。其他影像学方法，如 CT、关节超声、核素显像等，并不建议用于监测 axSpA 的结构损伤。

骶髂关节结构病变的 X 线评分使用最广泛的是 1984 年修订的 AS 纽约标准，该评分标准把每侧的骶髂关节的病变分为 0 ～ IV 级，双侧≥ II 级或单侧≥ III 级可达到 AS 的诊断。骶髂关节的 MRI 结构病变评分有加拿大脊柱关节炎研究协会制定（Research Consortium of Canada MRI Sacroiliac Joint Structural Score，SPARCC SSS）的评分系统，该评分系统评估斜冠状位的连续 5 个层面的图像，把每侧骶髂关节分为 4 个象限分别对骨侵蚀、脂肪沉积和回填征分别进行评分，总分最高 20 分。使用评分系统对结构损伤进行评分，能客观、准确地显示病变的程度，并可用于随访观察患者的骨质变化和疾病进展程度。

（胡载颖　整理）

26. 中轴型脊柱关节炎脊柱骨结构改变的 X 线规范评估

中轴型 SpA 的结构改变包括侵蚀、骨赘形成和强直，发展至 AS 的后期可在 X 线上表现为特征性的"竹节样"脊柱。尽管 CT 对于发现侵蚀、硬化和骨化过程更加敏感，但考虑到 CT 的辐射量大和长期随访的需要，目前 X 线被认为是评估 SpA 结构改变的金标准。多项研究发现要从 X 线观察到 SpA 患者脊柱结构进展的最短时间间隔是 2 年。因结构改变与疾病活动度、患者躯体活动度、对药物的反应等密切相关，因此在 SpA 患者随访过程中应充分评估全脊柱的结构改变，而不仅仅关注骶髂关节的变化。

在临床研究中对 SpA 脊柱放射学进展的评分方法包括 SASSS（the Stoke AS Spine Score）、BASRI（Bath AS Radiology Index）和 mSASSS（modified Stokes AS Spine Score）。mSASSS 对于放射学进展最为敏感，是目前首选的量化 SpA 脊柱结构改变的有效指标，在临床研究中应用最为广泛。

因此，X 线是目前评估 SpA 结构改变的金标准，首选 mSASSS 评分。但其缺点是无法评估胸椎改变，同时骨赘形成的过程非常缓慢，因此用 X 线来评估脊柱放射学进展不十分敏感。

另一方面，骨赘作为 AS 结构改变的一项重要的特征，在 X 线评估结构改变和 mSASSS 评分中所占比重最大，阻止骨赘的发生发展能最大限度地改善患者脊柱活动度，提高患者生活质量和改善预后，同时是评估药物疗效的一项重要指标。SpA 的骨赘可分为边缘性和非边缘性，前者见于 AS 和与炎症性肠病性 SpA，以双侧对称性、细长、纵向、起源于椎体边缘为特征；后者见于银屑病性 SpA 和反应性 SpA，通常是较大、单侧或非对称性，与椎体水平面平行，起源于椎体中部。骨赘的形态可能与椎骨关节突关节的活动度相关，关节活动性下降更倾向于发展为边缘性骨赘。相反，非边缘性巨大骨赘出现在关节活动度正常的一侧，因为正常脊柱张力可以防止边缘骨赘的形成。新骨形成的速度是缓慢的，现在认为每 2 年约 1/3 的患者脊柱新增加一个平片能见的骨赘，采用定量 CT 来评估骨赘的体积发现 2 年后平均增加18%，但在不同椎间盘部位骨赘增长速度不一。骨赘发生的危险因素包括男性、升高的 CRP、已经存在的韧带骨赘和吸烟，MRI 提示的椎角炎症和脂肪沉积能在一定程度上预测骨赘的发生，尤其是椎角炎症和脂肪沉积并存的时候。既往研究发现韧带骨赘分布在颈椎多于腰椎，骨桥则多见于腰椎，但未发现骨赘在特定部位或以特别的顺序发生。而 2016 年 Tan 等通过 CT 重建观察骨赘的分布、形态及发展情况，发现骨赘更倾向于出现在椎体的侧面（后外侧多见于前外侧），而椎体的前缘和后缘少见，推测机械应力在骨赘发生发展中起到重要的作用。尽管现在认为骨赘是对起止点炎的一种反应性增生，其确切的病理机制，尤其是炎症的作用，仍不完全明确。

　　此外，鉴于骨质疏松和椎体骨折在 SpA 患者中的高发病率和严重后果，EULAR SpA 工作组推荐在 SpA 患者中进行骨质疏松的筛查。测量骨密度的金标准是双能 X 线吸收测定法（DXA），常见的测量部位是腰椎（椎体前缘和后缘）、股骨颈和髋关节。国际临床密度协会（the international society for clinical densitometry）推荐在年轻人群中采用 Z 值≤ –2 标准差作为骨密度低下的阈值。SpA 脊柱骨赘和椎体后缘损伤有可能高估该部位的骨密度值，因此有研究者提出在疾病晚期推荐使用 DXA 测量腰椎侧面的骨密度值，另一种方法是通过定量 CT 来测量骨密度，然而在日常医疗中将这些技术应用于骨质疏松筛查的数据仍较少。椎体骨折的发生率在 AS 疾病早期就可明显增加，然而，常常因为无症状性椎体骨折或将脊柱骨折疼痛误以为是 AS 的炎性背痛而导致漏诊。X 线对脊柱骨折的诊断率较低，椎骨骨折评估（vertebral fracture assessment，VFA）是一种通过 DXA 测定椎体高度进行椎体骨折筛查的低射线技术，在 SpA 患者中的数据较少。CT 在发现脊柱骨折上是最敏感和最特异的影像学手段，MRI 在评估软组织和椎间盘 – 韧带损伤方面优于 CT 和平片，且它能发现骨髓水肿和神经系统并发症。因此，AS 患者出现新发颈部或背部疼痛且平片正常的情况下，应通过 CT 和（或）MRI 评估是否有急性脊柱骨折。

（涂柳丹　整理）

27. 关节超声和 MRI 适用于外周型脊柱关节炎诊断与病情监测

外周型 SpA 的临床特征包括外周关节炎、附着点炎、指 / 趾炎，传统影像学使用平片只能在疾病中晚期才发现骨关节炎性损伤。超声和磁共振成像的使用能帮助外周型 SpA 的早期诊断成为可能，并在病情评估方面起到重要作用。

（1）骨关节肌肉超声

骨关节肌肉超声（MSUS）对于外周型 SpA 诊断的意义可以总结为"早期、快速、无放射性、敏感"。超声可检测的主要肌腱端异常包括肌腱水肿、纤维结构的丢失、肌腱增厚、肌腱撕裂、钙化、骨糜烂、滑囊炎及异常血液灌注。评分系统包括格拉斯哥超声附着点评分系统（GUESS）和马德里附着点指数（MASEI）。超声以较快的方式检测并且不使患者接触放射线，比临床检查及平片更具敏感性。通过 PANLAR 研究证实，超声识别炎症及关节破坏比平片有更高的敏感性，临床检查为寡关节炎的患者通过超声检查，可能重新分类为多关节炎。在鉴别诊断中，Zabotti 提出通过超声 RA 患者更易检测到滑膜炎，而外周软组织水肿仅在 PsA 中可见。超声不仅能识别早期关节炎、附着点炎，也对其他组织如皮肤、指甲具有高分辨性，增加亚临床型关节炎和银屑病诊断的敏感性。Gutierrez 等报道 30% 银屑病患者出现起止点炎的亚临床表现，而健康对照者为 8%。Gisondi 等的前瞻性研究发现，没有临床症状银屑病患者，起止点异常显著多于对照组。在一项回顾性分析中，在附着点炎患者中观察到更严重的皮肤改变。

目前对外周型 PsA 的病情监测评分暂无统一的标准，关节炎、肌腱端炎、皮肤斑块厚度、伸肌和屈肌肌腱，足底筋膜和跟腱两侧的厚度在不同评分体系中均有体现。在外周型 PsA 监测病情变化方面，Gutierrez 等报道了一种新型多普勒评分系统，包括关节、肌腱、起止点、皮肤和指甲。在接受抗 TNF 治疗 8 周的 16 例 PsA 患者的初步研究中，所有部分的平均总分均有所改善。对于外周型 PsA 缓解状态，超声评估明显优于临床评估。最近的两项研究对美国 PsA 患者疾病活动度低或轻微的患者进行了调查，以检查临床综合测量 [PsA 疾病活动指数（DAPSA）和综合性银屑病疾病活动指数（CPDAI）] 的表现。Husic 等在连续 70 例 PsA 患者中检查了 68 个关节和 14 个关节，与临床综合测量 DAPSA 和 CPDAI 相比，临床评估明显高估了病情缓解。Michelsen 等发现 DAPSA 和 DAS28 与 CPDAI 和 PASDAS 相比更好地与超声表现相关联。多项研究认为，超声缓解与临床评估之间的相关性并无关联，超声检查与临床评估相比更能客观体现疾病缓解程度。

（2）磁共振评估外周受累情况

外周型 SpA 在诊断初期患者无炎性背痛，但在疾病初期或随病情发展有相当一部分患者可通过 MRI 检查到中轴受累证据。绝大多数的儿童期 SpA 都被诊断为幼年型特发性关节炎中的附着点炎相关关节炎，接下来以幼年型 SpA 为例进行说明。在一项前瞻性研究中，纳入的 40 例幼年型 SpA 儿童中，20%的患者在诊断后 6 个月内可以通过 MR 显像检测出活动性骶髂关节炎。大多数活动期患者也有侵蚀或硬化的迹象，说明该疾病是长期存在的或快速进展的。只有 1/3 的患儿出现背痛症状，这表明临床医师必须对外周型 SpA 患者的骶髂关节炎进行排查，特别是炎症标志物升高和 *HLA-B*27* 阳性的患儿。在另一项回顾性研究中，31 例关节炎的 JSpA 患者接受至少两项 MRI 检查，结果发现 90%有骶髂关节炎，68%合并骶髂关节炎和关节突关节，6%（2 例患者）仅有关节突关节炎。除骶髂关节炎外，MRI 也可用于评估另一些非典型部位的附着点炎，如盆腔附着点炎，常见的部位是髋关节周围的骨折和关节间韧带、耻骨联合和髋关节转子，大转子处插入髋伸肌的附着点炎、髋关节附着点炎。

另一方面，MRI 极大地提高了外周型 SpA 诊断质量和所有疾病表现的客观观察，包括附着点炎、指 / 趾炎、滑膜炎、糜烂和骨髓水肿的检测，有助于医师对 PsA 和其他关节炎的鉴别诊断，并有可能预测病情进展。

在 PsA 和 RA、患者手部和腕部的比较 MRI 研究中，Schoellnast 等发现 RA 患者骨侵蚀更为常见，PsA 患者更常见骨膜炎。Narvaez 等在 17 例 PsA 患者和 20 例 RA 患者中发现，71%的 PsA 患者手部 MRI 检查到骨干骨髓水肿和（或）附着点炎，而 RA 患者则没有这些特征。与 RA 相比，PsA 中的骨髓水肿常常位于骨膜附着点附近，RA 的 BME 通常位于骨折附近，而骨关节炎（OA）骨髓病变主要位于软骨下区。PsA 中的骨糜烂更常见于侧副韧带插入附近，而 OA 中的糜烂更常位于中央。虽然目前只有少量关于使用 MRI 预测 PsA 的研究，但仍发现骨髓水肿与侵蚀相关。在一项对 41 例 PsA 患者的纵向研究中，MRI 检测到的骨髓水肿与随后的侵蚀性进展有关。需要更多的研究来阐明 MRI 是否可以用来确定 PsA 的预后。

（赵敏菁　整理）

28. TNF-α 拮抗剂治疗脊柱关节炎无需联合甲氨蝶呤

肿瘤坏死因子拮抗剂（TNFi）在经常规治疗无效的活动性 SpA 患者中发挥着重要作用，而 20%～40% 的 SpA 患者对 TNF-α 拮抗剂治疗无反应或者反应不充分，且 TNF-α 拮抗剂价格昂贵，因此提高 TNF-α 拮抗剂的疗效问题受到学者关注。在类风湿性关节炎中，多项研究证实 TNF-α 拮抗剂治疗中联合使用 MTX 可以增加 TNF-α 拮抗剂的临床疗效并且减少关节结构性损害，这可能与减少抗 TNFi 的中和性抗体的生成有关，其中，抗 TNFi 抗体与 TNFi 的疗效损失相关。由此，学者们猜测，在 SpA 患者中，TNFi 联合 MTX 治疗能否类似地提高 TNFi 的疗效。

目前，在 SpA 中，生物制剂联合 DMARD（主要是 MTX）

能否预防针对生物制剂的抗药抗体形成，以提高其临床疗效或者药物存活率，仍然存在争论。

针对上述问题，近年来学者们进行了相关的临床研究，但是并未得出一致的结论。2015年一项瑞典的队列研究显示，相较于单独使用TNFi，AS患者首次使用TNFi时合并使用DMARD（主要是MTX）与更好的5年药物存活有关联。2016年一项瑞士的前瞻性队列研究发现，在中轴型SpA患者中，TNFi和MTX联用与TNFI药物存活的提升相关，尤其是在使用英夫利昔单抗的患者中；而TNFi使用1年后的反应率在单用TNFi组和合用MTX组并无显著差异。2008年法国的一项为期1年、多中心的随机对照试验中，研究者将123例接受英夫利昔单抗按需治疗的活动性AS患者随机分为两组，62例合并MTX，61例单用英夫利昔单抗治疗，结果发现加用MTX并没有显著影响58周时达到ASAS20的患者比例，且对患者接受的英夫利昔单抗输注量无显著影响，即加用MTX对疗效无明显增益。2008年挪威的一项多中心的观察性研究显示，AS患者使用TNFi时合并使用MTX与其药物存活率不相关。2016年A. Sepriano等学者的一项前瞻性队列研究显示，SpA患者联用TNFi与MTX不能延长TNFi的药物存活，暗示联用MTX并无获益。

关于SpA患者使用TNFi时联用MTX的相关研究仍较少，且缺乏强有力的证据支持TNFi联用MTX会为患者带来疗效增益。因此，在近年的国际临床诊疗指南及治疗建议中，尚不支持在 SpA 患者使用 TNFi 治疗时合并使用 MTX。

2006 年 ASAS/EULAR 关于 AS 的诊疗指南中提出，没有证据支持在中轴疾病的患者应用抗 TNF 治疗之前或治疗期间需要同时使用 DMARD。2010 年更新的 ASAS/EULAR AS 诊疗指南中重申了上述观点，且在系统文献综述中指出，相关研究的证据水平为 3+ 级（1a ～ 5 级，牛津循证医学中心证据分级系统），推荐级别为 C 级（A ～ D 级），换言之，AS 患者 TNFi 治疗时合并使用 MTX 并不会增加其疗效或安全性。最近更新的 2016 年 ASAS/EULAR 中轴型 SpA 诊疗指南中明确指出，仅有中轴疾病的患者通常不推荐使用 DMARD；有外周疾病的患者可以考虑使用柳氮磺吡啶。

2015 年 ACR/SAA/SPARTAN 关于 AS 及放射学阴性中轴型 SpA 的治疗指南中，推荐病情稳定的 AS 患者单独持续使用 TNFi 优于合并使用慢性抗风湿药。值得注意的是，文中所指的慢性抗风湿药并不包括 TNFi 联用低剂量的 MTX 以减少抗药抗体生成可能的情况，指南并未解决这个问题。

综上所述，目前尚未有足够有力的证据支持 SpA 患者在使用 TNF-α 拮抗剂治疗时合并使用 MTX 会带来获益，且国际上各项诊疗指南也并不推荐。因此，在 SpA 患者使用 TNF-α 拮抗剂治疗时无需联合 MTX。

（林智明　整理）

29. 柳氮磺吡啶在有外周关节炎患者中应用值得推广

柳氮磺吡啶（SSZ）是 5- 氨基水杨酸（5-ASA）与磺胺吡啶的偶氮化合物，口服后，主要在结肠经肠道菌群代谢分解成磺胺吡啶和 5 -ASA。最初是由 Svartz 为治疗 RA 而设计的化合物。其作用机制目前主要认为 5-ASA 可抑制前列腺素的合成，以及通过脂氧合酶通路干扰花生四烯酸的合成，从而发挥抗感染效应。此外，磺胺吡啶也有微弱的抗菌效应，服用 SSZ 的患者肠道梭状芽孢杆菌和大肠杆菌的数量会有显著的减少，但其与疾病活动并不对应。也有研究表明关节炎患者服本药后，周围血活化的淋巴细胞数量减少。其不良反应分为两类：一类是剂量相关的不良反应包括恶心、头痛、食欲减退和溶血，通常可以通过降低 SSZ 的剂量来避免；另一类不良反应为过敏反应，如皮疹和发热，一旦出现此类不良反应，应改用其他药物。目前该药主要用于治疗溃疡性结肠炎、克罗恩病、类风湿性关节炎、SpA。

对于仅有中轴症状的 SpA，常规不推荐使用 SSZ。近年来，一项针对亚洲、中 / 东欧洲、拉丁美洲人群的随机双盲多中心研究比较了 AS 患者接受 TNF-α 拮抗剂（依那西普）和 SSZ 治疗的疗效差异，在第 16 周，两组进行了 ASAS20、ASAS40、BASDAI 评分、HRQoL 参数分析，结果均有显著差异，且前者疗效优于后者。显示对 AS 患者 TNF-α 拮抗剂治疗优于 SSZ，其结果与之前的研究一致。另一项系统评价比较了柳氮磺吡啶治疗 AS 的效果和不良反应，结果显示：对比安慰剂，没有足够的证据支持柳氮磺吡啶治疗可以降低 AS 患者的疼痛、疾病活动度等指标，且由于其不良反应导致的撤药率高于安慰剂。2015 年 ACR 指南提出，由于 SSZ 治疗仅能轻微改善脊柱疼痛，对 AS 疗效有限，且对比安慰剂，产生不良反应的风险更大，对于活动性 AS 患者，无论是否进行 NSAID 的治疗，不推荐活动性 AS 患者使用缓慢作用的抗风湿药（SAARD）；对于稳定型 AS 患者，推荐单用 TNF-α 拮抗剂，而不推荐 SAARD 与 TNF-α 拮抗剂联合使用。2016 年 EULAR 指南推荐：由于柳氮磺吡啶、MTX、来氟米特等传统合成的 DMARD（csDMARD）对中轴型症状疗效缺乏，所以单纯中轴型 SpA 通常不应使用 csDMARD 治疗。

外周型 SpA 的主要临床特征为：外周关节炎、肌腱炎和指 / 趾炎。2011 年国际 SpA 协会（ASAS）分类标准将其与中轴型 SpA 和其他类型的外周关节炎区分开来。这些外周表现可以与银屑病、炎症性肠病相关。SpA 的外周关节炎表现为外周的、非对称的单关节炎或少关节炎（少于 5 个关节），主要累及下肢关节。1999 年，Clegg 等发现 SpA 的中轴型表现与外周关节表现对 SSZ 治疗的反应存在差异。伴有外周关节症状的 SpA 患者经 SSZ 治疗后，与安慰剂对比，其关节疼痛 / 压痛评分、关节肿胀评分均有改善（$P=0.0007$）。但 Braun 进行的一项随机双盲试验显示：伴有外周关节的 AS，使用依那西普治疗对比 SSZ 治疗疗效更显著。2015 年 ACR 指南及 2016 年 EULAR 指南推荐：伴有外周关节炎表现的 SpA 患者，不论是否有中轴型表现，在 NSAID 治疗失败后，开始 TNF-α 拮抗剂治疗前，可以考虑使用柳氮磺吡啶治疗。对于腱鞘炎和指 / 趾炎，csDMARD 治疗疗效不佳，故当 NSAID 治疗失败时，推荐使用 TNF-α 拮抗剂进行治疗。此外，上述指南还推荐中轴型 SpA 在由于药物毒性、禁忌证和花费等原因导致不能进行其他药物（包括 TNF-α 拮抗剂）治疗时，可考虑短疗程服用 csDMARD。

综合以上研究和指南，SSZ 不用于治疗单纯的中轴型 SpA，在有外周关节炎的 SpA 患者中应用值得推广。关于 SSZ 治疗包括 RA、SpA 等风湿疾病的作用机制，SSZ 治疗有外周关节炎的 SpA 患者是否优于 TNF-α 拮抗剂等问题还有待进一步研究。

（肖　敏　整理）

30. 其他 DMARD 在强直性脊柱炎中的应用缺乏充分的循证证据

纵观改善病情抗风湿病药物（DMARD），除了以上所述的柳氮磺吡啶外，包括 MTX、来氟米特、沙利度胺、羟氯喹、雷公藤多苷等，临床上均有应用于 AS 的治疗；然而大部分依然缺乏有力的循证医学证据。在此结合一些临床研究报道进行阐述。

（1）MTX

一些研究表明，MTX 对于某些 AS 患者可能有效。然而，2013 年的一项关于 MTX 对 AS 疗效的 Meta 分析纳入三项随机对照研究，共 116 例研究对象，分析并未发现该药对 AS 有益处的证据。此外，在联合 TNF-α 治疗方面，MTX 相比于英夫利昔单抗单独给药方案，MTX 和英夫利昔单抗联合用药并未提高疗效或降低不良反应的风险。目前仍不明确使用 MTX 能否延长 TNF-α 拮抗剂长期应用的持续时间。因此，目前缺乏证据支持 MTX 在 AS 治疗中的应用。为明确 MTX 对 AS 治疗效果，还需较大样本量的高质量随机对照研究来澄清。然而，有些风湿病科医师确实会为 AS 伴外周关节炎的患者开具 MTX 的处方。

（2）来氟米特

目前来氟米特治疗 AS 研究无论是研究项目还是研究病例数都较少。2005 年一项来氟米特治疗活动期 AS 的双盲随机安慰剂对照研究纳入的研究人数中总共 45 人，其中 30 例 AS 活动期患者，前三周第 1 天、第 8 天和第 15 天来氟米特 100mg，其余时间来氟米特 20mg/d，之后 20mg 和安慰剂治疗 24 周，结果 ASAS20 反应率治疗组和安慰剂组未见统计学差异。另一项开放性来氟米特治疗试验纳入 20 例 AS 活动期患者，来氟米特治疗持续 6 个月，结果显示中轴关节症状未改善，但是外周关节炎明显改善。就目前有限的数据，对于 AS 患者而言，来氟米特的益处较少或者没有益处。但由于现有的研究数据较少，有必要进一步研究。

（3）羟氯喹、青霉胺、硫唑嘌呤

研究表明羟氯喹对 RA 有效，但治疗 AS 无效。此外，金制剂、青霉胺和硫唑嘌呤对 AS 治疗也无效。

（4）沙利度胺

一项沙利度胺的开放性临床试验显示，沙利度胺对 70%～80% 患者脊柱与外周关节的疼痛、功能有改善，ESR、CRP 下降。另一项开放性研究，232 例难治性 AS 患者，沙利度胺 150mg/d 睡前顿服，治疗后从第三个月开始，BASDAI 和脊柱疼痛评分与基线期比较明显下降，并且随着时间延长，改善程度进一步增加。显示沙利度胺对难治性 AS 有一定疗效。但高剂量沙利度胺使用可能诱发周围神经病，这一点需要引起注意。

（5）雷公藤多苷

雷公藤多苷曾被报道治疗 AS，能够改善 BASDAI、BASFI 和 BAS-G。2015 年一项荟萃分析纳入 11 项随机对照研究，结果分析发现雷公藤多苷并不能有效治疗 AS。不过，作为证据的现有随机对照研究也存在一些局限，包括多中心较大规模的随机对照试验缺乏；随访时间短，如几项研究中最长随访时间 90 天；诊断 AS 依据的标准不完全一致，因此改进研究方法，可能更有利于我们了解雷公藤多苷对 AS 的疗效。

（祁 军 整理）

31. 关节外表现应作为生物制剂选择的考虑因素之一

SpA 的关节外表现包括眼葡萄膜炎、银屑病样皮疹或指甲病变、肠道炎症、生殖器溃疡、尿道炎、前列腺炎、主动脉根部病变和心脏传导异常等。其中以眼部病变、胃肠病变及皮肤病变等最为常见。急性前葡萄膜炎是眼部病变中最常见的临床表现，据文献报道，30%～40% 的 AS 患者在发病前或发病后会出现前葡萄膜炎（AAU），超过 10% 的 AS 患者会出现银屑病，炎症性肠病的发生率为 5%～10%，其中克罗恩病比溃疡性结肠炎更常见。

关节外表现对于 SpA 患者来说，其预后的不良影响可能超过关节炎本身。就前葡萄膜炎而言，如不及时治疗可出现前房积脓、虹膜后粘连、并发白内障、继发青光眼等并发症，严重者可导致失明。葡萄膜炎的传统治疗主要方法是局部使用糖皮质激素、睫状肌麻痹剂、非甾体抗炎药和改善病情抗风湿药（DMARD）等。但其治疗作用有限，尤其对难治性及复发性前葡萄膜炎而言，此时 TNF-α 拮抗剂的出现为葡萄膜炎的治疗带来了新的选择。研究发现 TNF 在 AS 患者的眼房水及炎性关节中含量增高，几项研究均证实抗 TNF-α 单克隆抗体（英夫利昔单抗、阿达木单抗、赛妥珠单抗和戈利木单抗）在治疗 AS 相关的 AAU 中有持续性的疗效，同时可减少其复发，但依那西普则疗效欠佳。法国的一项多中心研究比较了英夫利昔单抗与阿达木单抗在治疗顽固性炎症性葡萄膜炎中的疗效，结果显示其治疗有效，同时两者疗效之间比较无统计学差异。一项多中心研究也显示格里木单抗（GLM）治疗难治性 SpA 相关性葡萄膜炎有效，这些难治性葡萄膜炎曾用 MTX、柳氮磺吡啶、甲泼尼龙、硫唑嘌呤、来氟米特及环孢素等治疗，疗效欠佳。经 GLM 治疗后，大部分患者的眼部病变能得到改善。

利用肠镜检查可以发现，在 60% 的 AS、90% 的肠源性 ReA 和 20% 的泌尿源性 ReA、65% 的未分化 SpA 和 16% 的 PsA 患者中存在肉眼或显微镜下亚临床的肠道炎症。传统治疗方案中，糖皮质激素常被用于治疗急性发作期的炎症性肠病，特别是重症患者及急性暴发型患者，维持期治疗的传统药物包括柳氮磺吡啶、硫唑嘌呤、环孢素等。而对于传统疗法无效或因药物不良反应不能耐受的炎症性肠病患者，生物制剂的治疗是一种很好的选择。因为多项研究显示单克隆抗 TNF 抗体（英夫利昔单抗、阿达木单抗、赛妥珠单抗和格里木单抗）治疗 IBD 是有效的，但依那西普无明显疗效。一项临床前瞻性研究显示，英夫利昔单抗与阿达木单抗治疗 AS 可以减少亚临床的肠道炎症，但是 ETN 作用较弱。目前在欧洲和美国，英夫利昔单抗和阿达木单抗被批准用于治疗克罗恩病，英夫利昔单抗还被批准用于治疗溃疡性结肠炎和儿童克罗恩病。

据报道 10% ~ 25% 的 SpA 患者合并出现皮肤、黏膜病变，包括溢脓性皮肤角化病、旋涡状龟头炎、结节红斑等，其中银屑病皮疹是 PsA 的常见皮肤表现。许多研究结果显示，英夫利昔单抗、阿达木单抗和依那西普对银屑病皮疹均有较好的疗效。虽然白介素 17 抑制剂对炎症性肠病无效，且与对照组比有更多的不良事件，但苏金单抗对银屑病样皮疹是有效。

综上所述，抗 TNF-α 单克隆抗体对 SpA 相关的葡萄膜炎、炎症性肠病及银屑病样皮疹有效。所以关节外表现应作为生物制剂选择的一个重要考虑因素，尤其对传统疗法无效或因药物不良反应不能耐受的患者。

（何伟珍　整理）

32. 生物制剂停药与停药后复发的问题仍待解决

近 20 年来，随着肿瘤坏死因子抑制剂（TNFi）在临床广泛应用，AS 的治疗发生了革命性的变化，SpA 的治疗进入生物制剂时代。也正是由于这一有力的治疗武器，使得疾病的早期诊断、早期治疗具有了更大的现实意义，并因此推动了 SpA 新分类标准的建立。在过去的几十年中，axSpA 的治疗主要包括 NSAID 和物理治疗。与 RA 相反，传统 DMARD 在外周型 SpA 中的作用有限，在中轴型 SpA 中不起作用。在 AS 中，使用 TNFi 可为患者带来实质性益处，MRI 和超声波显示用药前后肌腱端和脊柱炎症可获得明显的改善。

然而，TNFi 对于 AS 患者而言有效却昂贵，很多患者没有长期使用的条件，是疾病尚未缓解而中途撤药最主要的原因。其他中途撤药的原因见于：

（1）TNFi 治疗无效。2016 年 ASAS-EULAR 更新版治疗指南关于对 TNFi 治疗有"适当的治疗反应"的定义：BASDAI（0~10）绝对改善为 ≥ 2 或 ASDAS 绝对值改善 ≥ 1.1。未达到上述标准，且风湿科专家认为无反应，应停止生物制剂的治疗，评估时间至少 12 周以上。

（2）发生 TNFi 不良事件：①感染：活动性感染包括活动性结核病、肝炎病毒感染高度活动期、其他病毒感染的活动期、细菌感染及结核潜伏感染。②心功能低下：纽约心功能分级（NYHA）为Ⅲ级或Ⅳ级的充血性心力衰竭；对心功能Ⅰ或Ⅱ级的 CHF 患者，应用 TNFi 之前应权衡利益与风险。③恶性肿瘤：对有肿瘤发生高风险、肿瘤前期病变及有实体瘤既往史患者。④怀孕／哺乳：美国 FDA 2009 年发布的孕妇用药安全等级将依那西普列为 B 级药物（动物生殖实验未发现对胎儿有害，但尚无良好对照的人体试验）。目前，有关 TNFi 在妊娠患者的安全性研究数据很少。建议：正使用依那西普的女性患者应该避孕，也不宜哺乳。准备怀孕者，应停用依那西普至少 5 个半衰期，即停用依那西普 15 ～ 30 天。如果在使用依那西普过程中意外怀孕，建议立即停用。⑤血液系统：有个别病例发生全血细胞减少和再生障碍性贫血的报道。建议，如出现血液系统的不良反应，应停用依那西普，并对其原因进行分析。⑥自身免疫样综合征：如在 TNFi 治疗过程中出现狼疮样综合征症状，应立即停用并对出现的临床症状和体征进行适当的治疗。⑦神经系统：有明确脱髓鞘样综合征或多发性硬化既往史者禁用 TNFi，并积极对症治疗。⑧外科手术：围手术期前 2 ～ 4 周，应停用 TNFi。如术后未发生感染，且伤口愈合良好，可重新使用 TNFi。⑨疫苗接种：对正在接受 TNFi 治疗的患者，可以接种灭活疫苗或重组疫苗，如肺炎球菌疫苗、流感疫苗、乙肝疫苗、人乳头状瘤病毒疫苗等灭活疫苗。但不能接种活疫苗，如带状疱疹疫苗。如须接种活疫苗，接种时间最好在开始 TNFi 治疗前的 4 周，或在停药 2～3 周之后。⑩免疫原性：所有的 TNFi 都有诱导产生具有免疫应答能力的抗体的潜能，即免疫原性。抗药物抗体的产生，导致 TNFi 有效血药浓度下降，影响疗效，后续需要增加剂量，伴随不良反应发生率增加。

即使是 TNFi 治疗后获得"持续缓解"的 AS 患者，完全停用 TNFi 治疗后疾病复发率也较高，这与 SpA 目前尚无根治方法、传统治疗存在明显局限有关。德国一项研究表明，ETN 治疗 1 年后撤药 69% 的 AS 患者在 2 年内复发，与柳氮磺吡啶治疗的复发率 75% 相比没有明显优势。此外，英夫利昔单抗、阿达木单抗等单抗类 TNFi 停药 1 年后的复发率也很高，分别达 97.6% 和 83%。目前还没有指南推荐何时停止使用 TNFi 治疗的明确建议。

2016 年 ASAS-EULAR 更新版治疗指南建议：鉴于长期使用 TNFi 的高成本问题，对于 TNFi 治疗后"持续缓解"的患者，缓慢减量是恰当的选择，并指出：虽然这里没有定义何为"缓解"，但是可以使用 ASDAS 对"非活动性"的定义用于"临床缓解"。目前还不清楚"持续"的定义是什么，但这里应该是至少 6 个月，可能更长。原则上，可以通过减少剂量或增加 TNFi 用药"间隔"来实现 TNFi 的减量；再次，不清楚一种方法是否比另一种更好，但"间距"似乎是最实际的方法。尽管理论上可以逐渐减少剂量直到零（停止），但是建议非常缓慢地减量，并且确保在前一次减量后有充足的时间评估疾病仍持续缓解，在减量当中，医患的共同决策是成功减量的关键因素，以避免患者因为急于降低用药成本而快速减停。

TNFi 减量过程中及时评估病情是预防复发的关键环节之一。AS 治疗的总体目标是尽早、最大限度地控制炎症，改善功能，减少活动性，争取达到临床缓解。ASAS 在临床实践中的监测包括疼痛水平、疾病活动（BASDAI）和身体功能（BASFI）、肿胀关节数、脊柱活动度和额外评估、血清 CRP 水平；当 ASDAS ≥ 2.1 或 BASDAI ≥ 4 和风湿病学家的阳性发现认为是"疾病活动"。在减量过程中应每 12 周评估 1 次疗效，如疾病复发，可恢复 TNFi 标准剂量治疗，仍能获得较好疗效。使用规范药物治疗的同时也应重视非药物治疗及患者教育。

综上，我们可以看到，TNFi 治疗 AS 患者的减量、停药及停药后的复发和处理是我们临床工作中经常遇到的问题，也是存在争议的问题。这与 axSpA 的治疗现状有关，除了 NSAID 和生物制剂外，对于 axSpA 确切有效的药物的确不多，AS 的目标治疗仍然任重而道远。

（郭东更　整理）

33. 临床精准用药有赖于建立有效的疗效预测模型

长期以来，AS 的治疗方案局限在非甾体抗炎药，导致一些难治性患者或不能耐受该类药物患者难以改善疾病活动度。随着生物技术的迅猛发展，AS 炎症靶点的生物制剂相继问世，为传统治疗效果欠佳或不能耐受的患者带来了新的希望。

TNF-α 拮抗剂是目前唯一的一类被证明能有效治疗 SpA 患者的生物制剂。这类生物制剂能控制中轴关节的炎性疼痛、外周关节症状、特定的关节外表现如全身和脊柱 MRI 炎症等。然而，目前有 20% ～ 30% 的 SpA 患者对 TNF-α 拮抗剂治疗反应不佳。多项研究提示 SpA 患者使用 TNF-α 拮抗剂疗效（BASDAI50、ASAS20 达标率）的预测因素包括：年轻患者，疾病病程短，高 BASDAI 评分和 CRP 水平高，低 BASFI 评分和脊柱广泛炎症。该类患者开始使用 TNF-α 拮抗剂治疗 3 ～ 6 个月获得较好的治疗反应。除以上因素外，仍有一部分患者在接受长疗程 TNF-α 拮抗剂治疗仍维持高疾病活动度。因此，基因背景可能在 TNF-α 拮抗剂疗效上也起重要作用。

着重在 AS 发病机制相关基因的药物基因组学、药物遗传学研究支持基因多态性可能在药物代谢和药物靶点或药物受体上起作用，导致个体间药物累积和效率的差异。考虑到生物制剂价格昂贵及可能的严重不良反应，检测 TNF-α 拮抗剂治疗效应的基因标志物对患者药物选择起重要作用。

一项研究纳入使用英夫利昔单抗或依那西普，可联合 NSAID 或 DMARD（SSZ，MTX）治疗的 AS 患者，检测与 SpA 易感及发病机制相关的、与自身免疫和骨代谢相关的、与 IL-23 受体代谢通路相关的和 ERAP1 基因相关的 SNP 位点共 384 个，发现 9 个 SNP 位点与 TNF-α 拮抗剂治疗无效相关。多重分析显示其中 5 个 SNP 位点（rs917997、rs755622、rs1800896、rs3740691 和 rs1061622）是 TNF-α 拮抗剂治疗无效的独立预测因素。rs917997、rs755622、rs1800896、rs3740691 和 rs1061622 风险等位基因型（AA+AG、GG+CG、AA、AA+AG、GG+TG）的基因模型的预测效应是 0.77。位于 IL18RAP 基因的 rs917997 风险等位基因 A 是预测治疗无反应的最强预测因子。一项中国临床试验研究发现 ABCB1 基因多态性位点与依那西普治疗 AS 疗效相关，携带 rs2032582 A/A 基因型和 rs1128503 C/C 基因型患者使用依那西普治疗 12 周后 BASDAI50、ASAS20 达标率高。除上述 SNP 位点外，多项研究证实 TNF-α 基因多态性位点也影响 TNF-α 拮抗剂疗效。AS 患者携带 TNF-α-308-G/G 基因型对 TNF-α 拮抗剂疗效比 A/A、A/G 基因型的患者好，-857 C/C 基因型也与患者 TNF-α 拮抗剂反应良好相关。

在 PsA 患者中 TNF-α+489 GG 和 GA 基因型对依那西普治疗反应好，+489AA 基因型对阿达木单抗起反应，而不对依那西普或英夫利昔单抗起反应。HLA-DRB1 编码共同抗原簇（*0404 和 *0101）对依那西普治疗反应好。RA 患者 TRAILR1（rs20575）

CC 基因型比 CG 或 GG 基因型对 TNF-α 拮抗剂治疗效应好。

尽管大部分研究纳入例数不多，需要更大样本及临床数据证实基因检测预测 TNF-α 拮抗剂治疗效应的预测价值，但结合患者临床特征、实验室指标和药物基因组学方面综合筛选 TNF-α 拮抗剂疗效预测模型，有助于临床精准合理使用 TNF-α 拮抗剂药物，促进药物经济效应。

（李晓敏　整理）

34. TNF-α 拮抗剂治疗期间常规筛查及监测结核

生物制剂在中国的广泛应用，明显改善了 RA、AS 等的临床进程及预后，大大改善了患者的生活质量及劳动能力。但与此同时，用药安全性的问题也越来越受到了广大风湿科医师和患者的重视，尤其是对于 TNF-α 拮抗剂应用中结核病的预防与管理的问题已经成为临床上必须面对的重要问题之一。

（1）TNF-α 拮抗剂增加脊柱关节病患者发生结核病的机制

大量研究发现，自身免疫病患者，其结核病的发病风险明显高于普通人群，为普通人群的 2 ～ 16 倍。而 TNF-α 拮抗剂的应用可能进一步增加了这些患者发生结核病的风险。究其机制主要有以下 3 方面：① TNF-α 可提高巨噬细胞的吞噬能力并杀死结核分枝杆菌（tuberculous mycobacteria，TM），能够促进结核分枝杆菌感染后周围肉芽肿的形成，阻断其播散。当 TNF-α 的作用被阻断后，这些保护作用减弱或消失。因此，应用 TNF-α 拮抗剂治疗存在增加结核病发生风险的可能；② TNF-α 拮抗剂可抑制 γδ 淋巴细胞的免疫反应能力；③ TNF-α 拮抗剂可以减少抗结核分枝杆菌记忆性 CD4$^+$T 淋巴细胞的数量，特别是那些能快速释放 IFN-γ 对抗结核分枝杆菌抗原的细胞数量，从而降低对结核的防御能力。

（2）脊柱关节病患者主要使用的 TNF-α 拮抗剂及其作用特点

目前，根据 TNF-α 拮抗剂的属性，主要分为 3 类（见表 3）。

表 3　不同种类的 TNF-α 拮抗剂及其特点

分类	属性	半衰期	与 TNF-α 的结合特点
依那西普	人源化的重组 TNF-p75 受体与 IgG1Fc 片段融合的二聚体可溶性蛋白	约 68 小时，对 TNF-α 的抑制时间较短暂	与 TNF-α 的结合是可逆的，解离的 TNF-α 依然具有生物活性
阿达木单抗	人源化单克隆 TNF-α 抗体	10～14 天，其生物学效应可持续长达 2 个月	能与可溶性或膜结合的 TNF-α 形成相对稳定的复合物
英夫利昔单抗	嵌合型抗 TNF-α 单克隆抗体	8～10 天，可阻断 TNF-α 上全部结合位点，生物学效应可持续长达 2 个月	与 TNF-α 的结合是不可逆的；对跨膜 TNF-α 具有更高的亲和力

（3）目前脊柱关节病患者在使用 TNF-α 拮抗剂的过程中遇到的瓶颈问题

根据 2013 年"中国肿瘤坏死因子拮抗剂应用中结核病预防

与管理专家建议组"提出的《肿瘤坏死因子拮抗剂应用中结核病预防与管理专家共识》，认为每位准备接受 TNF-α 拮抗剂治疗的患者都应在用药前进行结核病筛查。在使用 TNF-α 拮抗剂前对患者进行结核感染与否的筛查时，有结核临床症状、X 线片等的脊柱关节病患者临床医师不难处理，不同临床阶段的治疗原则见表 4，但不典型结核感染及潜伏性结核感染（latent tuberculosis infection，LTBI）在临床中较难确诊。

表 4　结核病不同临床阶段的治疗原则

定义	描述	治疗原则
结核潜伏感染	机体感染了结核分枝杆菌，但结核菌在体内处于潜留状态，感染者无 TB 中毒症状，亦未在体内发现明确结核病灶，但结核菌素皮肤试验(TST)和(或)干扰素 -γ 释放试验（IGRA）呈阳性	无诊断金标准，一般无需治疗。但在特殊情况下，如免疫抑制的患者，需给予预防性抗结核治疗
结核感染（状态）	有 TB 中毒症状，如午后低热、盗汗、乏力和食欲不振，但以目前检查手段无法找到具体结核病灶，TST 和 (或) IGRA 呈阳性	需排除其他疾病，进行标准抗结核治疗
活动性结核病	痰菌阳性 PTB；痰菌阴性 PTB，但肺内病变呈现渗出、干酪、空洞性病变，或近期肺内出现新的结核播散病灶；活动性肺外 TB	需进行标准抗结核治疗
陈旧性结核病	结核病变稳定，无 TB 中毒症状，影像学表现以增殖、纤维索条即钙化为主	一般无需处理，特殊情况下需给予预防性抗结核治疗

因此，医师在使用 TNF-α 拮抗剂治疗脊柱关节病患者的过

程中会遇到一些瓶颈，主要有：

①使用 TNF-α 拮抗剂前做哪种检测方法能较明确结核潜伏感染与否：由于 90% 的结核病（TB）为肺结核（pulmonary Tuberculosis，PTB），且胸部 X 线片操作简便且价廉，因此在 TB 的筛查中非常必要，但不适用于肺外 TB 的筛查。目前，结核菌素皮肤试验（TST）已广泛应用于 LTBI 的筛查，但研究发现与正常人群相比，风湿病患者 TST 假阴性比例较高，也存在假阳性可能。因此，共识建议有条件的患者应优先接受 IGRA 检测以辅助诊断，尤其是 TB 及非结核分枝杆菌（nontuberculous mycobacteria，NTM）感染高发区人群、卡介苗接种者、曾接受过免疫抑制剂治疗的患者、合并糖尿病的患者，以及 TST 硬结 ≥ 10mm 的患者。但 IGRA 阳性仅可提示体内存在结核分枝杆菌，并不能区分 LTBI、活动 TB 和陈旧性 TB，不能作为 TB 是否活动的判断指标。

目前 IGRA（interferon-γrelease assavs，IGRA）包括 Quanti FERON-TB Gold In-Tube（QFT-GIT）和 T 细胞酶联免疫斑点法（T-SPOT）2 种，可对结核杆菌的感染情况作出判断，由此来判定患者是否存在 LTBI。IGRA 采用的抗原与卡介苗及绝大多数 NTM 无交叉，可避免卡介苗接种和 NTM 感染带来的假阳性。

由于 QFT 对免疫抑制的患者（如使用免疫抑制剂者）的检测，有时会无法判断，有文献报道为 2% ～ 12%，而 T-Spot.TB 为 0 ～ 5.8%。鉴于此，TST 和 QFT-G 比较适合大样本普查，而脊柱关节病患者在使用 TNF-α 拮抗剂治疗前最好进行 T-Spot.TB 的检测。

②确定有结核潜伏感染后，需不需要使用抗结核治疗，怎么用？《肿瘤坏死因子拮抗剂应用中结核病预防与管理专家共识》指出，对于 LTBI 和陈旧性 TB 两大类患者应在给予 TNF-α 拮抗剂治疗前先给予预防性抗 TB 治疗。建议与专科医师讨论后再确定预防性抗 TB 治疗方案，可参考以下方案：a. 异烟肼 0.3g/d，利福平 0.45g/d，连续治疗 6 个月；b. 异烟肼 0.6g，每周 2 次，利福喷汀 0.6g，每周 2 次，连续治疗 6 个月；c. 接受预防性抗 TB 治疗至少 4 周后，可开始使用 TNF-α 拮抗剂。鉴于我国结核病发病率高，同时耐药结核病的比率高，故不推荐单药预防性治疗。

研究显示，接受了预防性结核治疗的患者，发生活动性结核的风险明显降低了。2017 年韩国的一项回顾性研究比较了在使用 TNF-α 拮抗剂（英夫利昔单抗、依那西普、阿达木单抗或格里木单抗）前，潜在结核感染者接受与未接受抗结核治疗发生活动性结核的概率，结果显示接受了潜在治疗的患者发生活动性结核(4.07/1000)远远低于未接受过潜在结核的治疗者(12.34/1000)。

③对于具有 TB 高危因素，经病情评估后需使用 TNF-α 拮抗剂治疗的患者，怎么选择 TNF-α 拮抗剂？根据上述的各类 TNF-α 拮抗剂的特点，首先推荐使用融合蛋白类 TNF-α 拮抗剂如依那西普，其次考虑单克隆抗体类 TNF-α 拮抗剂如英夫利西单抗和

阿达木单抗。

④对于所有使用 TNF-α 拮抗剂的脊柱关节病患者，在使用期间多久应该进行结核感染与否的实验室检查？ TNF-α 拮抗剂治疗过程中的监测：常规监测手段包括临床症状、体征，胸部 X 线片，有条件者应同时监测 IGRA。如患者出现疑似 TB 的症状，需进一步进行 PTB 病原学检查。此外，由于 TNF-α 拮抗剂相关 TB 以肺外多见，临床也应予以警惕。共识对监测频率做出如下建议：a. 初始用药后第 3 个月和第 6 个月进行随访筛查，之后每 6 个月随访筛查 1 次；b. 对 TM 感染的监测应随访至停药后 3 个月；c. 对应用单克隆抗体类 TNF-α 拮抗剂的患者应适当增加随访频率；d. 若患者在治疗中出现疑似 TB 的症状，应随时就诊。

使用 TNF-α 拮抗剂期间，由于 TNF-α 的作用受到抑制，结核的中毒症状有时会被掩盖。另外，基础疾病的临床表现和放射学表现等也能延误活动性结核的诊断，因此对此要有高度的警觉。发生活动性结核后应停用 TNF-α 拮抗剂，同时进行标准的抗结核治疗。是否能在结核治愈后重新进行抗 TNF-α 治疗还处于争论阶段。2017 年的一篇文献也报道，在使用了 1 年 TNF-α 拮抗剂后，1887 例使用了 TNF-α 拮抗剂的患者中，有 748 例 TST 的标记范围明显变大，有 1/3 的人 TST 由阴性转变成了阳性。但是 TST 的改变和结核的发生并没有相关性。

总的说来，不管使用哪种 TNF-α 拮抗剂，都有可能使潜伏性结核患者发生活动性结核的可能，因此在使用 TNF-α 拮抗剂前对患者进行结核感染的筛查是十分必要的。其中的难点是对不典型结核感染及潜伏性结核患者的处理。目前对于潜伏性结核的诊断缺乏金标准，唯一的标准是发展为活动性 TB，而衡量阳性结果与疾病预后发展之间的关系需要长期的临床观察研究，但是目前前瞻性研究的资料太少。唯一比较好的检测方法是 T-Spot.TB，对潜伏性结核患者的检出率有研究显示可达 95%。较多资料也提示 T-Spot.TB 斑点数与结核活动程度呈正相关，但斑点数为多少才可以区分活动性结核病者与潜伏性结核感染，并无定论，有研究者提出为 50 个。也有研究者观察到，结核患者的血清 TNF-α、IFN-γ 水平高于隐性感染者，T-Spot.TB 检测结合血清 TNF-α、IFN-γ 的检测，可区分结核现症感染与隐性感染。

只要我们在临床工作中加强对潜伏结核感染的检测和治疗，相信 TNF-α 拮抗剂的潜伏结核感染风险是可控的。

（李秋霞　整理）

35. 目前多数证据支持 TNF-α 拮抗剂不增加恶性肿瘤发生风险

近十年来，TNF-α 拮抗剂已成为治疗炎症性关节炎（如 RA、SpA）最强有力的"武器"之一。长期随访研究显示 TNF-α 拮抗剂用于 SpA 治疗是安全有效的。而 TNF-α 拮抗剂是否会增加 SpA 患者的肿瘤发生风险一直备受研究者关注。

　　既往的一些个案报道显示 SpA 患者使用 TNF-α 拮抗剂后出现恶性肿瘤，但无法证实二者之间是否存在关联。近年来大部分的证据支持 TNF-α 拮抗剂使用并不增加恶性肿瘤的发生风险：① Hellgren 等从瑞典和丹麦生物制剂使用注册中心收集了 8703 例于 2001—2011 年首次使用 TNF-α 拮抗剂的 SpA 患者，并选择从未使用过 TNF-α 拮抗剂的 SpA 患者队列（$n=28\,164$）及年龄性别相匹配的普通人群对照队列（$n=131\,687$）作为对照。通过瑞典和丹麦国家肿瘤注册中心查询 2001—2011 年肿瘤发生情况，计算性别 / 年龄标准发病率比值作为肿瘤发生的相对风险（RR）。结果发现，使用 TNF-α 拮抗剂治疗的 SpA 患者与未使用 TNF-α 拮抗剂治疗的患者相比肿瘤发生的 RR 为 0.8，表明 SpA 患者使用 TNF-α 拮抗剂治疗不增加整体肿瘤发生的风险，也不会增加 6 类常见肿瘤（前列腺癌、乳腺癌、肺癌、结直肠癌、淋巴瘤和黑色素瘤）的风险。②最近两篇综述在分析了现有文献的基础上得出结论：目前证据未发现生物制剂使用与恶性肿瘤风险增加有关，包括血液肿瘤和实体瘤。③支持这一观点的研究还包括发表在《美国医学会杂志》一项队列研究，研究纳入 56 146 例年龄 ≥ 15 岁的炎症性肠病患者，并对 TNF-α 拮抗剂暴露是否升高患者的癌症风险进行评估。结果显示，中位 3.7 年随访期间，TNF-α 拮抗剂暴露和未暴露患者的恶性肿瘤风险无显著差异，使用 TNF-α 拮抗剂的患者部位特异性癌症也没有显著增多。

　　但需要注意的是，也有最新研究提示 TNF-α 拮抗剂治疗可能增加 SpA 患者恶性肿瘤发生风险。一项比利时的大型单中心前瞻性观察研究分析了接受 TNF-α 拮抗剂治疗的 SpA 患者（从 2000 年 9 月至 2010 年 3 月）恶性肿瘤的发生率，并根据比利时癌症注册处记录，与 2008 年比利时 45～50 岁人口的恶性肿瘤发病率进行了比较。结果显示研究人群中 231 例患者中有 6 例（2.6%）在 TNF-α 拮抗剂治疗开始后发展为恶性肿瘤，高于比利时普通人群恶性肿瘤发病率，提示使用 TNF-α 拮抗剂治疗的 SpA 患者中恶性肿瘤发病率有升高的趋势；但是肿瘤风险增加是与疾病有关还是与治疗有关尚不明确。最新发表的另一项观察性研究分析了在意大利 GISEA 注册的 3321 例 SpA 患者的开放队列，并与普通人群的肿瘤总发生率相比较。对 3321 例 SpA 患者中随访 12 年，50 例发生了恶性肿瘤，统计分析显示，TNF-α 拮抗剂使用与恶性肿瘤的风险升高有关；逐步回归模型显示，既往肿瘤病史是新发恶性肿瘤的重要预测因子。

综上，尽管 TNF-α 拮抗剂的使用增加肿瘤风险的证据有限，但由于研究中存在选择偏倚及随访持续时间有限，并不能排除随着 TNF-α 拮抗剂治疗时间的延长、药物累积剂量的增加可能引起恶性肿瘤发生率增高的可能性。因此，临床上有必要对使用该类药物的患者进行持续随访观察。目前不推荐对近期有肿瘤史、新发肿瘤的 SpA 患者使用 TNF-α 拮抗剂。

（林　曲　整理）

36. 中医经筋微创贯序治疗促进强直性脊柱炎康复

中医认为 AS 属于痹证之"骨痹"范畴，该病主要累及的部位，如脊柱关节、骶髂关节、肋椎关节及肋横突关节等均属于经筋系统。故本病常用因久病入络，结聚形成"横络"，造成经筋损伤失衡，阻碍气血运行，引起关节肿痛，久病则畸形挛缩，功能丧失，采用经筋微创疗法治疗可明显改善 AS 患者的症状，改善预后。

经筋微创疗法是在经筋理论指导下，在传统"九针"疗法基础上创立的治疗痹症的中医微创疗法。

经筋微创疗法主要包括"针刀镜"和"经筋刀"疗法，是治疗痹症的主要经筋外治疗法。经筋微创疗法可松解经筋横络，疏通经络，促进气血津液运行，缓解关节及周身疼痛、肿胀等临床症状，降低炎症指标，提高 AS 治疗的显效率。

在髋关节受累早期就进行髋关节针刀镜早期预防治疗，及时清除炎症因子，阻断关节局部免疫反应，避免关节骨破坏。因 AS 大多会累及脊柱关节，表现为椎体、棘突、横突肌腱韧带附着点炎症和椎体骨侵蚀，因此部分 AS 患者进行颈腰背部针刀镜治疗。

部分 AS 患者在发病过程中出现脊柱中度以上活动受限，腰背部酸痛难以忍受，休息或夜间症状更加明显，对药物治疗反应较差，对于处于纤维性强直期，影像学检查显示关节尚未出现融合或尚未完全融合的患者，非手术治疗（包括生物制剂）效果差，难以使病程发生逆转，此时应考虑腰背部针刀镜干预治疗。

在经筋微创治疗基础上采用序贯治疗可进一步巩固疗效，长期缓解 AS 的顽固性病症。经筋序贯治疗包括"无创治疗"和"超微创治疗"。超微创治疗以经筋刀和射频燔针为主，微创治疗主要指针刀镜治疗。无创治疗包括中药熏蒸、离子导入等，用于经筋刀和针刀镜治疗后的康复性治疗，根据不同病机采取个体治疗方案。

针刀镜治疗 AS 的主要意义是可视下清除关节内的致病因素，疏通经筋血脉，松解组织粘连，从而保持关节内外正常的生理环境；疏通脊柱周围组织粘连，清除脊柱附着点炎症，改善局部组织代谢功能，增加脊柱活动度。

经筋刀治疗是经筋微创贯序治疗 AS 中一个重要环节，主要是应用经筋刀对关节外"横络"进行解结松解治疗，一般安排在针刀镜术后第 3 天、第 6 天进行。

经筋燔针治疗：燔针治疗为经筋微创序贯治疗 AS 中的其中一个环节。AS 患者关节疼痛不明显，以酸胀、麻木或乏力为主要表现，且局部喜温喜暗，可选用燔针治疗，一般在针刀镜术后第 4 天即可进行燔针治疗，1 周一次。

其他治疗包括：①针灸疗法：针刀镜术后第 2 天即可进行序贯针灸治疗，1 周为 1 个疗程。②中药外敷：针刀镜术后第 2 天即可进行中药外敷序贯治疗，1 周为 1 个疗程。③中药熏蒸疗法：针刀镜治疗前要提前 3 天进行熏蒸治疗，针刀镜治疗后，若无特殊情况，可于术后第 4 天开始熏蒸治疗，1 周为一个疗程。④离子导入：针刀镜术后第 2 天即可进行治疗。

典型病例：邱某，男，16 岁，反复左膝关节肿痛 2 年余入院。2015 年 6 月无明显诱因出现左膝关节肿痛，局部发热，活动时明显，外院行 MRI 及关节镜检查，诊断"滑膜炎"，逐渐出现左手第 1 掌指关节、左肘关节肿痛，左踝、左膝关节肿痛加重，行走困难，外院查类风湿因子（RF）21U/ml，CRP > 200mg/L，ESR 79mm/h，诊断"类风湿性关节炎"。对症治疗好转但症状反复，并出现腰酸不适，为进一步治疗就诊于我院。入院查 RF、CRP、ANA 及 ENA 谱正常，*HLA-B*27* 阳性；骨盆 CT 检查：双侧骶髂关节改变，符合 AS。诊断为 AS，予以常规药物治疗，行左膝关节针刀镜检查治疗，术中发现患者左膝关节骨皮质破坏、滑膜增生，少量血管翳形成。行软组织粘连松解、软骨剥整、滑膜清理等处理。术后第 2 天，关节局部发热消失，关节肿痛减轻，并于术后第 2 天开始根据治疗方案继续行经筋刀、针灸、离子导入、中药外敷等经筋微创序贯治疗，治疗 1 周后关节肿痛基本消失。出院后随访 3 个月，病情稳定。

（郭紫石　整理）

37. 绝大部分脊柱关节炎患者可正常生育

目前 SpA 常用的治疗药物，包括一线治疗药物，即

NSAID，可能用到的传统的 DMARD 包括柳氮磺胺吡啶、MTX、沙利度胺、青霉胺、硫唑嘌呤、环孢素、来氟米特、抗疟药、雷公藤多苷等。目前生物 DMARD 也应用的越来越广泛，包括安全性研究已经很充分的 TNF-α 拮抗剂，以及在国内上市不久的 JAK 抑制剂（托法替尼）。对 NSAID 不能缓解症状、经济条件限制无法使用生物制剂的部分患者，短期使用糖皮质激素口服有助于缓解病情。关节腔内注射糖皮质激素有助于快速控制外周关节肿痛症状，外用糖皮质激素可治疗皮肤角化症。局部痛点注射糖皮质激素有助于缓解腱鞘炎及附着点炎所引起的疼痛及压痛。部分合并葡萄膜炎患者需要使用大剂量的糖皮质激素静脉滴注或口服控制病情。

随着用于治疗 SpA 的药物种类日渐丰富，治疗方案逐渐规范，越来越多的患者病情得到有效的控制，出现长期残疾的患者数较前明显降低，绝大多数的 SpA 的患者在疾病稳定缓解后，均可以考虑怀孕。但由于目前暂无根治 SpA 的方法，母体和胎儿结局不良的风险仍然存在。此外，为了控制母体疾病，怀孕期间可能需要药物治疗，这本身就可能对胎儿健康和妊娠结局产生威胁。

由于目前只有少数经证实的致畸的药物和用于胎儿 / 儿童安全数据不足的药物在风湿病的治疗中被限制使用。因此，在治疗 SpA 的同时，确保怀孕和哺乳期间胎儿 / 儿童的安全是完全可能实现的。在计划生育 / 妊娠、妊娠期及哺乳期选择合适的药物治疗 SpA 患者，有助于控制 SpA 患者的病情，获得更好的妊娠结局及保证胎儿 / 儿童安全。

SpA 患者在计划生育 / 妊娠及妊娠期间出现疾病活动时，可继续使用 NSAID，以控制疾病活动。但为保证妊娠结局及保障胎儿安全，目前只推荐在妊娠的早期及中期使用；在妊娠晚期及哺乳期不推荐使用 NSAID。目前针对 NSAID 对精子数量及质量影响的研究相对较少，建议使用 NSAID 的男性患者计划生育前进行精液检查，以确保有效受孕，并保障良好妊娠结局。

目前针对生物制剂的安全性研究中，TNF-α 拮抗制研究的最为充分，其在早期妊娠及中期妊娠期间使用均相当安全，因此，在计划生育 / 妊娠及妊娠的早中期，原则上可继续使用 TNF-α 拮抗制。目前有报道 TNF-α 拮抗剂对精子数量及质量存在影响，但至今没有确切的结论。因此，建议男性患者在病情允许的情况下避免长期使用生物制剂，并在计划生育前接受精液检查。由于目前对于胎儿的安全性方面缺乏足够的临床证据，在计划生育 / 妊娠时需停用托法替尼。由于缺乏安全性数据，目前暂不推荐哺乳期患者使用生物制剂。

目前推荐计划妊娠、妊娠阶段及哺乳期间均可使用的药物包括抗疟药、柳氮磺胺吡啶、硫唑嘌呤、环孢素、秋水仙碱、静脉注射免疫球蛋白和糖皮质激素。但由于 SpA 患者以男性为主，有生育要求的男性患者，应提前停止使用柳氮磺胺吡啶，以规避由其导致的精子数目减少。由于可能的致畸作用，MTX 及沙利度胺在计划妊娠的患者及妊娠期间是要求停用的，并且停止使用至少半年以上。由于目前缺乏胎儿安全性的相关数据，在计划妊娠时需停用来氟米特，原则上要求停用 2 年以上，部分患者可使用消胆胺（考来烯胺）进行药物清洗。

由于接近一半的怀孕是无计划的，这些患者／患者配偶发现怀孕时可能正在使用致畸药物，部分患者选择立即终止妊娠，而另一些则考虑继续妊娠。针对这一现象，首先要做好患者教育，避免出现意外妊娠情况。使用致畸药物期间怀孕的患者，应进行疾病活动度的评估，确定个人风险及致畸药物的确切使用时间；并应请产科及其他相关专科医师会诊，根据其临床经验对胎儿进行综合评估，必要时借助超声、产前检查羊膜穿刺术或绒毛膜绒毛活检等，以评估胎儿风险；综合以上整体患者自身及胎儿的安全性评估结果，确认能否继续妊娠，并停用致畸药物，调整安全合适的治疗方案。

（张　曦　整理）

38. 脊柱关节炎患者疫苗接种值得重视

SpA 包括 AS、ReA、银屑病性关节炎、炎症性肠病性关节炎，以及未分化 SpA 和幼年型 SpA。在既往的疫苗接种指导中，最重要的是 EULAR 根据人群年龄的不同分别在 2010 年和 2011 年提出的成人及未成年人包括 RA 及 SpA 在内的炎性关节病（autoimmune inflammatory rheumatic diseases，AIIRD） 患者的疫苗接种建议。此外，在近 3 年涉及该方面的最新研究主要有 2015 年法国 Brocq 等做了近 5 年来 584 例炎性关节病患者在生物制剂治疗下接种肺炎链球菌及流感疫苗的回顾性分析；2016 年 Wong 等总结了各类疫苗在澳大利亚炎性关节病患者中的应用情况；2016 同年 Broyde 等对 145 例炎性关节病患者进行了长达 10 年的肺炎链球菌疫苗疗效分析。

EULAR 推荐的成人 AIIRD 患者疫苗接种建议涵盖了 29 种疫苗，包括 SpA 常用的柳氮磺吡啶、MTX 等 DMARD、英夫利昔单抗、依那西普、阿达木单抗等三种常见 TNF-α 拮抗剂在内的药物治疗下 29 种疫苗，共提出 13 条建议。由于 SpA 患者罕见有免疫系统抑制状况，所以其中和 SpA 患者关系密切的主要包括以下几条：①接种前要了解接种史及病情；②建议病情稳定下接种；③使用 DMARD 和 TNF-α 拮抗剂过程中可接种疫苗；④强烈推荐接种流感、肺炎链球菌疫苗，可以接种水痘疫苗；⑤甲肝和乙肝病毒疫苗只推荐在高风险情况下接种（如我国乙肝携带者多）；⑥不推介接种卡介苗。EULAR 的儿童 AIIRD 患者疫苗接种建议涵盖了 13 种疫苗，提出了 15 条建议，其中和幼儿型 SpA 患者关系密切的主要包括以下几条：①使用 DMARD、TNF-α 拮抗剂、激素过程中可接种非活性疫苗；②大剂量激素（2 周以上 ≥ 2mg/kg 或 ≥ 20mg/d） 及 TNF-α 拮抗剂治疗中接种后需要监测病原体特异性抗体浓度；③ MTX 治疗中接种肺炎链球菌疫苗接种后需要测肺炎链球菌特异性抗体浓度；④大剂量激素、大剂量 DMARD、TNF-α 拮抗剂治疗中暂缓活疫苗接种，＜ 15mg/（m²·周）的 MTX 或低剂量激素时可接种水痘带状疱疹疫苗、麻疹腮腺炎风疹联合疫苗（measles-mumps-rubella，MMR）、黄热病毒疫苗；⑤评估使用 TNF-α 拮抗剂患者水痘及带状疱疹病史，如无病史，应接种水痘疫苗；⑥应该每年接种流感疫苗；⑦流感嗜血杆菌疫苗、肺炎球菌、脑膜炎球菌疫苗注射最好在生物制剂治疗前。

法国 Brocq 等进行的研究中，SpA 有 277 例，发现尽管 EULAR 指南强烈推荐 SpA 患者接种流感和肺炎链球菌疫苗，接种这两种疫苗的 SpA 患者只占 44% 和 62%。同为法国的 Charlotte 等，2015 年研究中 189 例 SpA 患者对两种疫苗的接种率也仅有 49.7%、47.2%，使用 TNF-α 拮抗剂的患者的疫苗接种率较没使用的显著升高。Brocq 等发现欧美各国的接种率均低于 65%，接种率低最重要的原因是医师和患者没有警惕性，遗忘率高达 72%。该文并未发现不接种这两种疫苗导致感染的风险增加，但作者亦指出在 2013 年 68 000 名老年人疫苗接种研究中疫苗接种与降低病死率有显著正相关性。因而作者认为有必要进行大样本多中心的前瞻性研究寻找接种与感染风险降低的证据，同时强烈建议加强国家性的疫苗接种提醒通知管理工作。

澳大利亚 Wong 等对澳大利亚 AIIRD 患者流感疫苗、肺炎链球菌疫苗、乙型肝炎病毒（hepatitis B，HBV）疫苗、人乳头状瘤病毒（human papilloma virus，HPV）、水痘病毒及其他疫苗接种提出了更加细致的推荐，并且对患者生育的婴儿接种也专门详细地提出了建议。具体到 SpA 患者与 EULAR 提出的有所补充及不同的主要有如下几点：①流感疫苗：推荐第一次接种流感疫苗的患者间隔至少 4 周进行两次等剂量接种。②肺炎链球菌疫苗：推荐所有儿童和 > 65 岁的患者接种肺炎链球菌疫苗，成年人第二次、第三次疫苗接种最多间隔 5 年接种；免疫低下者第一次接种可以在 23 价疫苗接种后至少 8 周再次接种 13 价疫苗，23 价疫苗 5 年内重复一次，65 岁或 50 岁时再次接种；疫苗最好在使用 DMARD 前接种。③ HBV 疫苗：HBV 保护性抗体阴性时推荐接种。④ HPV：推荐未成年患者提前接种。⑤水痘疫苗：推荐 50 ～ 80 岁年龄段患者接种；推荐使用 TNF-α 拮抗剂患者接种，虽然有部分医师在接种时暂缓 1 次生物制剂治疗，但目前并没有证据证实这样做是必要的，需要更多的数据明确。⑥旅行的 AIIRD 患者推荐接种两剂甲型肝炎病毒疫苗，伤寒杆菌疫苗、非活性的脊髓灰质疫苗、脑膜炎链球菌疫苗（尤其是前往撒哈拉以南地区，如麦加、沙特阿拉伯）、狂犬病疫苗（接触动物的患者）、日本脑炎病毒疫苗（前往印度、巴布亚新几内亚等亚洲地区）、霍乱疫苗（前往疫区）；因为黄热病毒疫苗是活疫苗所以如果需要前往疫区则需要咨询专家是否能接种。⑦患者生育的新生儿可按计划接种非活性疫苗，但需要在 7 个月大时监测疫苗抗体，可能接种效果未必如一般新生儿理想；TNF-α 拮抗剂包括阿达木单抗、英夫利昔单抗、依那西普、格里木单抗均可通过哺乳及胎盘屏障。新生儿免疫系统不完善，因此 1 岁以内不推荐接种活疫苗，可能会导致病毒复制增加出现感染的临床症状；轮状病毒活疫苗是 1 岁内唯一可以常规接种的活疫苗。其他如麻疹、腮腺炎和风疹联合疫苗和水痘病毒疫苗等都推荐 1 岁后接种，也有专家建议在孕期用过除塞妥珠单抗以外的 TNF-α 拮抗剂治疗后生育的新生儿在 6 月以内不要接种轮状病毒活疫苗。由于该病毒 6 个月以后感染概率降低，如 6 个月以内没有接种，6 个月以后可不接种。

Broyde 等对肺炎链球菌疫苗的小样本研究含 60 例 SpA 患者，该研究发现只接种 1 次 23 价肺炎链球菌疫苗可维持预防效果长达 10 年，除了 MTX 对效果有轻微影响，生物制剂对效果没有影响，因而可能不需要每 5 年重复接种，但每 5 年仍需要监测抗体。该文样本量较小，有待大数据进一步验证。

（林东方　整理）

39. 可因地制宜地将生物制剂纳入各地医保药品目录

目前我国各地风湿免疫病的防治工作中，不同程度上存在医保政策与疾病诊治手段脱节的情况。在 AS 的诊治中，主要体现为作为疾病主要、基本治疗手段之一的生物制剂类药物的临床应用，在大多数地区未能充分受惠于医保政策，在一定程度上制约了我国 AS 诊治水平的提高。将生物制剂纳入各地医保药品目录是大势所趋，但正如"党的十九大"指出，我国各地区社会经济发展不均衡、不充分，故将生物制剂纳入各地医保药品目录项工作的落实和推进，也应循序渐进、因地制宜。

第一，将生物制剂纳入各地 AS 医保药品目录，具有良好的社会效益。AS 作为一种多发于青壮年、危害大、致残率高的疾病，既给患者身心健康带来严重损害，也极大加重了社会经济负担，不利于和谐社会建设。尤其对常规药物疗效欠佳、不耐受常规药物治疗、存在致残高危因素的患者而言，生物制剂具有起效快、效果好、不良反应相对较小等优点，有其独特而关键的作用，可显著改善患者症状、提高患者生活质量、改善患者工作能力，提升个人 / 家庭幸福感，助力和谐社会建设，具有良好的社会效益。

第二，将生物制剂纳入各地 AS 医保药品目录，从药物经济学角度具有可行性。随着我国人口结构的老龄化、疾病谱的变迁，以人为本、保护劳动力资源尤为重要。尽管生物制剂价格较高，但对于病情确有需要的患者群体，使用生物制剂不失为一种费效比较高的选项。目前我国部分中西部地区已将生物制剂纳入医保药品目录。反观部分经济较为发达的东部沿海地区，社会医保筹资水平较高，具备较高的医保支付能力，却未能充分惠及需要使用生物制剂的患者群体，让人觉得惋惜。

第三，将生物制剂纳入各地 AS 医保药品目录，将极大促进我国生物制药技术和生命科学的发展。近年来世界先进国家均大力发展生物制药技术。我国生物制药技术一定程度受制于医保市场的限制，在技术研发、药品开发方面明显落后于先进国家，生物制剂的开发基本停留在仿制的阶段。如将生物制剂，尤其是国产生物制剂纳入各地 AS 医保药品目录，借助医保的有力杠杆，将极大促进我国生物制药行业的发展，提升我国制药企业的国际竞争力，提升我国生物科技水平和综合国力，是利国利民的好事。

第四，将生物制剂纳入各地 AS 医保药品目录，有利于推进 AS 分级诊疗工作。巧妇难为无米之炊，尽管生物制剂使用的理念在风湿免疫学科领域深入人心，但因医保政策/医保目录的制约，广大基层医疗机构（包括多数县、区医院）不具备使用生物制剂的条件，许多患者需涌入各地三甲医院接受生物制剂治疗及治疗随访，导致广大患者无法向基层医疗机构分流，导致三甲医院风湿免疫科人满为患，基层机构门可罗雀，一定程度上阻碍分级诊疗工作的深入全面开展。

第五，将生物制剂纳入各地 AS 医保药品目录，也有利于生物制剂的安全用药。目前自费的生物制剂，多数由一线、二线城市的三甲医院处方开具。因生物制剂的用法特点造成了广大外地患者需长途跋涉将药物带回本地区使用，带来药物的运输、保存方面的隐患，影响用药安全。如能纳入各地基本用药目录，则可实现就近用药、就近治疗，避免上述环节中隐含的风险。

目前我国医保已实现全面覆盖，但保障水平偏低，因地制宜、循序渐进提升保障水平是大势所趋。盼望广大 AS 患者能进一步受惠于医保政策，进一步提升我国 AS 诊治水平。

（方霖楷　整理）

2016EULAR 中轴型脊柱关节炎治疗指南 &2017 年达标治疗共识简析

40. 中轴型脊柱关节炎治疗需要多学科合作管理

2016 年中轴型 SpA 的 ASAS 欧洲管理指南中列出了疾病管理中的 13 条总体原则，第一条原则即指出中轴型 SpA 需要多学科的合作管理。这条原则之所以如此重要是因为其强调了该疾病的骨骼肌肉症状会影响患者的日常生活质量，同时指出中轴型 SpA 的患者也常常出现关节外症状：大约 40% 的患者在疾病病程中出现至少一次的关节外症状。其中一些症状需要立即就诊于其他学科的医师，这就凸显了多学科网络对于中轴型 SpA 管理的重要性。例如，最常见的关节外症状是葡萄膜炎，较少见的有炎症性肠病和银屑病，这体现了风湿科与眼科、消化内科和皮肤科医师合作管理患者的重要性。另外，理疗科医师在疾病管理中也很重要。有充分证据表明，体育锻炼是一种有效的物理治疗，至少在短期内（可达 1 年）是有效的，特别是参加小组锻炼的患者。一项随机对照试验发现，有医师指导的小组理疗方案在改善胸腰椎活动度和适应性方面优于个人的理疗方案。该方案包括每周两次、每次 3 小时的水疗、锻炼以及体育活动。患者表示整体健康状况得以改善，僵硬有所减轻。最近一项包括锻炼的理疗干预疗效的 Cochrane 系统评价也得到 A 级证据。对于无症状性中轴型 SpA，目前指南建议临床确诊后可仅先给予物理治疗。虽然患者在医院进行物理治疗比在家中自行锻炼的费用高出许多，但对于部分较严重的患者是必要的。另外，即使是药物治疗，现今的包括生物制剂在内某些药物对骨骼肌肉症状和关节外症状也并非全都有效，所以在选择药物时也要考虑到这点。

再者，中轴型 SpA 的患者常出现髋关节受累导致的严重残疾，对此需要外科医师给予手术治疗。例如髋关节置换术，某些病例可能需要进行脊柱截骨术以纠正严重的屈曲畸形。虽然绝大多数患者的中轴症状是由炎症导致，但在对传统药物疗效不佳的情况下，也要考虑到脊柱骨折的可能，事实上这比人们预期的发生率更高，可能会合并神经系统症状，有经验的影像科医师可能在 MRI 或 CT 下发现微小的脊柱骨折。患者在出现急性脊柱骨折时需要立即转诊至脊柱外科以讨论手术的必要性和风险。只要出现相应症状和放射学改变，任何年龄的患者均需考虑手术治疗，特别是年轻患者。以上表明了外科医师和影像科医师在疾病管理中的重要性。

因为风湿科医师应对大多疾病都有一定的了解，所以风湿科医师在中轴型 SpA 管理的多学科网络中应起到主要协调作用。该网络以风湿科医师作为基础，当然其他学科的医师在该网络中也很重要。

（刘 琪 整理）

41.2017 年与 2012 年达标治疗推荐：求同存异而优胜劣汰

SpA 的一般治疗目标及达标治疗（treat to target，T2T）策略于 2012 年由国际组织提出。T2T 的概念最早是由慢性疾病如糖尿病发展而来，并已成功应用于 RA 的临床实践中。鉴于策略性临床试验的缺如，根据系统文献综述（systematic literature reviews，SLRs）做出的 SpA 的 T2T 推荐仅提供了一些间接的证据，而且所有推荐的证据级别均是最低的五级，仅仅是来源于专家的意见。

2012 提出的大部分研究议程在过去这些年中有了很多进展，因此有必要适时重新评估这些推荐。委员会通过多次长时间的讨论最终制定了 5 条首要的原则和 11 条推荐，在最终的匿名投票中获得很高的一致通过率。最重要的是，2012 年的推荐 LoE 和 GoR 评分很低，分别是 5 和 D，5 年后的 2017 年的推荐（表 5）有了明确的进步，11 条推荐里有 5 条是基于 B 级推荐。

表5　2017 年更新的 SpA 达标治疗推荐

	LoE	GoR	投票	LoA（0～10）Mean（SD）
首要原则				
A. 治疗目标必须基于患者和风湿病专家的共同决策。	n.a.	n.a.	69.40%	9.7（0.7）
B. 通过评估疾病活动度并据此调整治疗的达标治疗可以改善预后。	n.a.	n.a.	83.30%	9.3（1.2）
C. SpA 和 PsA 是多系统累及的疾病；肌肉骨骼和关节外表现的治疗应该由风湿病专家和其他科专家（如皮肤病专家、胃肠专家，眼科专家）按需协调。	n.a.	n.a.	86.10%	9.8（0.5）
D. SpA 或 PsA 患者治疗目标通过控制症状和体征、阻断结构损伤、保留正常功能、避免药物毒性及使并发症最小化，达到最佳的与健康相关的生活质量和社会参与度。	n.a.	n.a.	86.10%	9.9（0.3）
E. 消除炎症对于达到这些目标很重要。	n.a.	n.a.	94.40%	9.2（1.8）
推荐				
1. 治疗目标应该是肌肉骨骼（关节炎、指/趾炎、肌腱端炎、中轴疾病）和关节外表现的临床缓解/不活动的疾病状态。	5	D	75%	9.2（1.8）
2. 治疗目标应该基于疾病当前临床表现个体化；确定达到目标所需时间时应该要考虑到治疗方式的影响。	5	D	94.40%	9.6（0.8）
3. 疾病的临床缓解/不活动被定义为显著的疾病活动的临床和实验室检查的证据不存在。	2c	B	88.90%	9.6（0.6）
4. 低/极小的疾病活动可以作为替代的治疗目标。	2b/5*	B/D*	97.20%	9.6（0.9）
5. 疾病活动度评估应该基于临床症状和体征及急性期反应物。	2c	B	88.90%	9.3（0.9）

续表

LoE		GoR	投票	LoA（0～10）Mean（SD）
6.临床中应该做到肌肉骨骼疾病活动度的评估证实，以及皮肤和（或）其他相关的关节外表现的评估以确定目标并且指导治疗决策。	5	D	84.40%	9.4（0.8）
7. 中轴型 SpA 优选 ASDAS 作为评估工具，而 PsA 则应该考虑 DAPSA 或 MDA 来确定目标。	2c	B	51.60%	7.9（2.5）
8.目标和疾病活动度评估的选择应该要考虑到并发症、患者因素和药物相关风险。	5	D	91.40%	9.5（1.7）
9.除了临床和实验室评估，临床治疗中也可以考虑影像学结果。	5	D	93.90%	9.1（1.3）
10.目标一旦达到，理论上应在疾病全过程保持。	2c	B	100%	9.8（0.5）
11.患者应当被适当地告知和参与到治疗目标及达到目标计划使用的策略的风险和获益的讨论中。	5	D	76.50%	9.9（0.4）

另一方面值得提及的是，2012 年的工作小组原本计划发展针对中轴型 SpA（AS）、PsA 和外周型 SpA（如反应性和 IBD 关节炎）的三套分别的推荐，并最终确定了 9 条一般推荐和针对 SpA 亚型的 2 条额外的分别的推荐。工作小组现在不再讨论针对中轴型 SpA、PsA 和外周型 SpA 分别的推荐，事实上 2012 年所有推荐第 10 条和第 11 条也非常相似。因此，尽管 2012 年制定了 9+2×3 推荐，这次委员会制定了总共 11 条而不是 15 条推荐。

较 2012 年推荐而言，2017 年推荐的首要原则的措辞更集中，语序稍有修改，患者与风湿病专家共同决策，认知到 SpA 的多个层面，根据疾病活动度调整治疗及通过消除炎症使健康相关的生活质量最优化仍是主要内容，和旧推荐基本相似。

针对个别的推荐而言，第 1～5 条推荐与 2012 年相比较很相似。以疾病缓解 / 不活动为目标（第 1 条）和作为替代的，低 / 最低疾病活动度（第 4 条）是达标治疗的支柱。缓解被定义为显著的疾病活动的临床和实验室检查的证据不存在（第 3 条）。同样的，与疾病表现相一致的个体化治疗（第 2 条）和通过临床体征和症状以及急性期反应物评估疾病活动度（第 5 条）依然保留。原本第 10 条和第 11 条推荐提到的肌肉骨骼及关节外表现的疾病活动的评估证实的应用现呈现在第 6 条。

第 7 条较之前的第 10 条而言具体的评估工具更为明确。对于中轴型 SpA，更强调 ASDAS 作为评估工具的价值。尽管明确指出可以使用前次的 CRP 结果直到新的实验室结果出来，一些讨论因此产生，因为它包含的 CRP 值在临床工作中通常不是立即可以获得。而且，推荐第 3 条和第 5 条规定目标应该包括临床和实验室评估，提示不管 CRP 是否包含在 ASDAS 中或独立地保留也应该获取。本推荐聚焦 ASDAS 以之前的 BASDAI 加上 CRP 作为背景，也明确了改变为 ASDAS 的高分辨力和敏感性。

PsA 中虽然明确提到 DAPSA 和最小疾病活动（MDA）但仍须进一步评估。DAPSA 包含 CRP，但它不是多维的，仅关注关节累及，以及患者整体和疼痛评价，但不包括皮肤异常和非关节肌肉骨骼累及的评估。正如第 1 条和第 6 条提到，后者需要被独立评估。MDA 包含外周关节炎、肌腱端炎和皮肤累及，但正如第 3 条和第 5 条提到，它不包括实验室变量，这也应该被独立评估。它是目前 T2T 研究中唯一被评估的目标。MDA 包括身体机能，同时反映了损伤和活动性，对于长期病患和不可逆残疾不那么合适。MDA 是一种状态，用作目标有帮助。DAPSA 可以定义所有状态，包括缓解或低疾病活动度。它由许多新药批准、治疗和设备进展制定的关键临床试验中应用的、更具 PsA 特异性的关节相关测量组成，是基于 RA 衍生的评估。疾病活动状态也使用不同的多维指数，如 CPDAI、GRACE 和 PASDAS。

后续的 3 个推荐第 8 ～ 10 条，聚焦要考虑到治疗的并发症和风险，除了临床和实验室检查（不是替代），增加使用影像学工具的可能性，一旦获得好的预后维持的重要性。最后一点通过向患者传递信息和讨论治疗手段重申了首要原则 A。因此，总体来说，这些推荐都是通过医患互动制订治疗决策的基本方面构架出来的。

推荐的一致水平一般很高，平均超过 9（范围 0 ～ 10）。第 7 条，关于特异性工具的，一致水平相对较低，多方围绕这一问题争议较多，但这一推荐平均一致水平接近 8。然而，必须承认，工作小组就 PsA 使用单一或多维工具评估疾病活动度未达成共识。相反，中轴型 SpA 使用单一手段评估疾病活动度，尽管没有 PsA 频繁，也能提示多器官累及，却未受争议。

特别重要的是，目前的推荐没有提及任何特殊类型的治疗，而是涉及 SpA 治疗的一般手段。相反，特殊情况的特定药物的治疗推荐，已经在相关的委员会具体制订，聚焦根据特定疾病领域的突出活动的不同治疗。目前的工作小组由大量包含一些患者和一个保健专业医师的专家组成。风湿病专家均有中轴型和外周型 SpA 治疗经验，大部分甚至有临床试验经验。

推荐的制定遵循 EULAR 的标准操作规程（SOP），针对卫生保健提供者、患者及临床试验人员、监管者和医院或医疗保险的管理员，也制订了新的研究议程（表 6）。

表6　2017年更新的 SpA 达标治疗推荐制定的研究议程

PsA 中轴累及	中轴和外周累及的应答是相似或不同？
肌腱端炎、指 / 趾炎	肌腱端炎或指 / 趾炎对不同治疗的应答较关节炎和皮肤疾病而言需要获取更多数据。
	肌腱端炎或指 / 趾炎如何影响身体机能、健康相关的生活质量、社会参度与度或心血管风险？
	在综合评估中纳入它们会多大程度增加或减少有效性和敏感性的改变？
皮肤累及	银屑病对不同治疗的应答较关节炎和其他肌肉骨骼症状需要获取更多数据。
	皮肤累及如何影响身体机能或心血管风险？
	在综合评估中纳入它会多大程度增加或减少有效性和敏感性的改变？
	除外关节炎和其他肌肉骨骼表现的分别影响，皮肤改变会多大程度影响生活质量、工作参度和社会参与度？
影像学	影像学检查在中轴型 SpA 和 PsA 随访中有帮助吗？
	SpA 和 PsA 中，影像学的缓解是否应该作为治疗目标？

续表

PsA 中轴累及	中轴和外周累及的应答是相似或不同？
正常功能 / 残疾	PsA 综合评估中正常功能 / 残疾的影响是什么？
策略性的试验	中轴型 SpA 策略性的试验和 PsA 至少一个额外的策略性的试验。
应答的维持	如何维持应答？
	使用的治疗剂量能否减少或间隔延长而预后维持？
专家照顾	中轴型 SpA、外周型 SpA 或 PsA 由专家（如风湿病专家）照顾较非专家而言是否更有利于预后？
患者	通过有组织的方式告知患者较常规方式而言预后是否不同？
协调一致	命名应该协调一致：缓解对应疾病不活动；最低疾病活动对应低疾病活动度等。
结构损伤	达标治疗是否能阻断或延缓 SpA 的脊柱 / 外周关节的结构损伤？
生物标记	我们需要针对中轴型 SpA 和 PsA 较 CRP 更佳的生物标记。

注：AS：强直性脊柱炎；CRP：C 反应蛋白；PsA：银屑病关节炎；SpA：脊柱关节炎。

综上所述，根据过去 5 年的证据更新了 SpA 达标治疗的推荐。根据这些推荐可以显著改善中轴型和外周型 SpA 和 PsA 患者的预后。

在比较达标治疗推荐内容的变更同时，必须强调，需要对患者进行病情监测，以了解其疾病活动状态，及时调整治疗方案，控制达标。

关于病情监测的间隔和手段，①疾病活动度：多项研究指出，新的 AS 疾病活动评分（ASDAS）比 BASDAI 更加可靠，在影像学方面，因 MRI 与疼痛和僵硬相关性差，与 ASDAS 中度相关，且费用昂贵、操作不方便，因此不推荐为首选方法。而关节超声检查近些年来在风湿性疾病中应用逐渐增多，技术也日趋成熟，对关节炎症变化较敏感，且价格低廉、操作简单，可推荐使用。目前推荐，在疾病活动期，疾病活动度的监测时间为 1 ～ 3 个月 / 次；而疾病非活动期，监测时间 3 ～ 6 个月 / 次。②功能监测：AS 和 SpA 的骨关节的功能损伤、生活质量评估对疾病的病情发展监测也很重要，因为中轴型 SpA 的脊柱炎症可导致结构损伤，最终使患者功能丧失，生活质量下降。目前建议功能监测的时间为 1 ～ 2 次 / 年。③结构损伤监测：建议使用 X 线或 MRI 的监测时间为 1 次 /2 年。④生物标志物：如前所述，至今生物标志物特异性和敏感性都不够高，且与疾病预后的相关性不强。

（黄进贤　整理）

42. 坚持非甾体抗炎药作为脊柱关节炎的一线治疗药物的地位

（1）NSAID 是 SpA 治疗的一线推荐药物

NSAID 通过抑制环氧酶（COX）从而抑制前列腺素（PG）的合成及中性粒细胞功能，进而发挥抗炎的作用。COX 主要有两种同工酶（COX-1 和 COX-2），一般认为前者为生理性，其产生的 PG 参与机体正常生理过程和保护功能，如维持胃肠黏膜完整性、调节血小板功能和肾血流；后者是经刺激迅速产生的诱导酶，即由各种损伤性化学、物理和生物因子诱导其产生，进而催化 PG 合成参与炎症反应。根据 NSAID 对不同 COX 抑制作用的选择性，将 NSAID 分为非选择性和选择性 COX-2 抑制剂，前者如双氯芬酸、布洛芬、萘普生、美洛昔康等，后者常用的有塞来昔布和依托考昔。

在关于 SpA 和（或）AS 的各国专家诊疗指南或共识及其历次更新中，NSAID 均被推荐作为一线治疗药物。NSAID 可迅速改善 SpA 患者腰背部疼痛和晨僵，减轻关节肿胀疼痛及增加活动范围，临床应用及研究显示数日内即可达到显著疗效。综合临床随机对照试验（RCT）数据显示，NSAID 在 SpA 患者中可达到 70% 以上比例的 ASAS20 应答，在早期起始使用 NSAID 的患者中有 50% 以上的比例达到 ASAS40 应答，约 35% 的患者可达到 ASAS 部分缓解应答。对比不同种类的 NSAID 的临床研究显示，各种 NSAID 在达到说明书最大允许剂量的情况下，改善症状的比例及程度相当，主要区别在于不良反应用方面。

在使用 NSAID 治疗 SpA 中需要注意几点：①为了达到最好的疗效，只要患者可耐受，可用至最高允许剂量；②不同种类 NSAID 的有效性没有明显差异，并且在 AS 和无放射学改变的中轴型 SpA 患者中同样有效；③不同时使用 2 种或以上 NSAID，这样不仅不会增加疗效，反而会增加药物不良反应，甚至带来严重后果；④要评估某个特定 NSAID 是否有效，应持续规律使用同样剂量至少 2 周；⑤如 1 种 NSAID 治疗 2～4 周疗效不明显，应改用其他不同类别的 NSAID。

（2）长期使用 NSAID 需要考虑其不良反应，但总体安全性好

NSAID 的不良反应在任何需要长期使用的慢性风湿性疾病中都是个值得关注的问题，SpA 也不例外；但关于在 SpA 人群中 NSAID 长期不良反应的数据却不多，更多的证据来源于 OA 和 RA 人群，也许是因为后两者人群的用药风险更高的关系。目前 NSAID 最受关注的不良反应是胃肠道和心血管系统，肾脏系统也经常被提及。NSAID 的胃肠道风险可谓由来已久，主要原因是 NSAID 在抑制 COX-2 的同时抑制了 COX-1，从而影响了其正常生理功能；选择性 COX-2 抑制剂的诞生也正因为此。NSAID 导致胃肠道出血的风险增加具有剂量依赖性，可以通过使用胃黏膜保护剂予以预防。目前已经明确一些关于 NSAID 的胃肠道风险因素，例如高龄、吸烟、饮酒、既往溃疡及出血史、合并使用糖皮质激素等，在使用 NSAID 时可一一加以评估。ASAS 的 2006 年共识提出在具有胃肠道（GI）风险增加的 AS/SpA 患者中，可以使用非选择性 NSAID 加上胃黏膜保护剂或选择性 COX-2 抑制剂。

对于 NSAID 在心血管方面风险的认识是从罗非昔布开始的，在数个大型 RCT 中罗非昔布的严重心血管事件，例如急性心肌梗死发生率相对安慰剂或萘普生明显升高，而罗非昔布也由于明显心血管事件风险而被撤出市场。由于罗非昔布属于典型选择性 COX-2 抑制剂，人们最初也认为心血管风险是选择性

COX-2 抑制剂的专属；但很快人们意识到心血管风险很可能是 NSAID 共同的特点，FDA 也要求所有的 NSAID 在说明书中增加关于心血管风险的黑框警告。此后有多个大型荟萃研究对各种 NSAID 的心血管风险进行了系统研究，明确 NSAID 的心血管风险与抑制 COX-2 的选择性或非选择性无关，但是部分特定 NSAID 品种的风险似乎有别于其他品种。这其中的一个例子是萘普生，在以往研究的荟萃分析中，萘普生是各种心脑血管事件综合发生率最低的，但是美国 FDA 在针对 NSAID 的第二次听证会中，认为并无足够充分的证据证明萘普生的心血管风险比其他的 NSAID 更低，因此反对更改萘普生的药物标签内容。2016 年发布的历时 10 年的 PRECISION 试验对比了塞来昔布、萘普生和布洛芬在伴有心血管疾病或高风险的 OA 和 RA 人群中长期使用的心血管、胃肠道和肾脏风险，结果显示三者在心血管主要不良事件、心血管死亡和全因死亡风险方面无显著差异。塞来昔布胃肠道不良反应低于另外两者，肾脏风险方面塞来昔布低于布洛芬。综合以上，目前心血管风险作为除了阿司匹林以外所有 NSAID 共同不良反应已成为共识。

虽然 NSAID 具有一定的不良反应，但对其研究和观察数据却多来源于 OA 和 RA 人群，本身合并症较多，用药耐受性较差，而 SpA 患者多为年轻人，用药耐受性有别于 OA 和 RA 患者。Cochrane 数据库对 2014 年 6 月以前的有关 SpA 疗效和不良事件的 RCT 及队列研究进行综述，发现 NSAID 治疗组在不良事件、严重不良事件和因此的试验退出方面和安慰剂组相比并无显著差异，不过吲哚美辛可能比其他 NSAID 存在更多的不良事件。另一方面，SpA 作为一种慢性炎症性疾病，合并的其他系统疾病不可忽略，尤其近年来慢性风湿性疾病，例如 RA 和 AS 合并增加的心血管疾病风险受到越来越多的重视。已经有几项观察性研究指出，AS 患者尤其是长病程患者的心血管疾病及其导致死亡的风险是升高的，NSAID 使用可降低相应的风险；相反不规律的 NSAID 应用和升高的病死率相关。因此，在心血管风险方面 NSAID 也具有双刃剑的作用，一方面它具有潜在的心血管风险，另一方面作为一种主要的抗感染药物，在降低 SpA 患者身体炎症水平的同时也减低了心血管疾病的风险，因此其综合风险值得进一步深究。

综上所述，虽然 NSAID 具有多方面的潜在不良反应，长期应用应该权衡考虑疗效和不良反应的平衡；但是总体而言在 SpA 患者中的应用还是很安全的。对于确实有较高胃肠道风险的患者可以通过加上胃黏膜保护剂或改用选择性 COX-2 抑制剂来解决；而在心血管风险方面，一方面年轻患者的心血管并发症发生率较低，另一方面 NSAID 通过其抗炎机制甚至对心血管系统有潜在的保护作用。

（3）NSAID 长期使用可能减缓影像学进展，但仍有争议，也不作为处方时参考

以往 NSAID 仅仅作为改善 SpA 症状的药物，但 2005 年的

一项为期 2 年的 RCT 首次提示 NSAID 持续应用有可能减缓 AS 脊柱放射学进展。在该研究中，215 例 AS 患者随机进入持续 NSAID 或必要时 NSAID 治疗组，观察 2 年的结果显示在不增加不良反应的情况下，持续使用 NSAID 的治疗方案可减慢有症状 AS 患者的改良 Stoke 脊柱评分（mSASSS）的进展。该研究因此首次提出除了以往研究认为的 NSAID 能有效改善 AS 患者症状和减轻炎症之外，还可能对 AS 的放射学进展有延缓作用，该机制值得进一步探讨。2012 年发表的对同一研究的事后分析结果发现，NSAID 减缓影像学进展的作用在时间平均的炎症反应物水平及 ASDAS 评分升高的患者中更加明显。同年另一研究也报道了高 NSAID 的使用量和更低的脊柱放射学评分进展相关，这种相关性在基线期有骨赘形成及高 CRP 水平的患者中更加明显，而在放射学阴性的中轴型 SpA 患者中不明显，可能是因为后者的新骨形成趋势原本就不显著。

然而 2016 年发表的一项 RCT 结果对 NSAID 的改变放射学进展作用提出了质疑，该研究纳入 167 例患者，最终 122 完成随访，受试者分别接受为期 2 年的连续双氯芬酸 150mg/d 或者双氯芬酸按需治疗，结果连续治疗组的 mSASSS 进展数值比按需治疗组更高，而且在基线 CRP 升高或存在基线骨赘的患者中是一样的趋势，不过这些差别均无统计学显著性。因此，NSAID 长期使用对 SpA/AS 脊柱结构学的作用还需要更多研究证实，也不排除这种作用对某些 NSAID 有特异性。鉴于目前相关证据力度不足，在 ASAS 的最新讨论中，大多数专家认为在是否对 SpA 患者连续使用 NSAID 的问题上，不应把影像学保护作为依据，而主要以患者症状为准，如果在 NSAID 减量或者停药后出现病情复发加重，则建议持续使用。

（廖泽涛　整理）

43. 遵循规范的生物制剂治疗策略

生物制剂发展迅速，已成为抗风湿性疾病药物的重要组成部分。最近更新的 2016 年 ASAS/EULAR 关于 axSpA 的诊疗指南中肯定了生物制剂在治疗 axSpA 中的重要地位，并提出了规范的生物制剂治疗策略。目前国际上认可的用于治疗 SpA 的生物制剂包括 TNFi 及白介素 17 抑制剂（IL-17i）。TNFi 包括生物原研药以及生物类似药，前者包括英夫利昔单抗、依那西普、阿达木单抗、格里木单抗和赛妥珠单抗。其中，后两种尚未在中国上市；后者包括 TNF 受体 - 抗体融合蛋白等。目前上市的 IL-17i 仅有苏金单抗（secukinumab）一种。

2016 年 ASAS/EULAR 指南中第 9 条建议指出："对经过常规治疗后仍持续高疾病活动度的 axSpA 患者，应考虑使用生物制剂；现行方案是从 TNFi 开始。"

"常规治疗"主要指非药物治疗和一线治疗药物 NSAID。此外，在同时（或主要）有外周表现的患者，常规治疗还包括局部糖皮质激素注射（适宜情况下）和柳氮磺吡啶治疗（有外周关节炎时）。"应考虑"强调生物制剂的使用应以充分评估用药风险和患者获益为基础，并且，医患双方的共同决策是关键。

使用生物制剂治疗 axSpA 患者前需要满足的要求（图 5）：

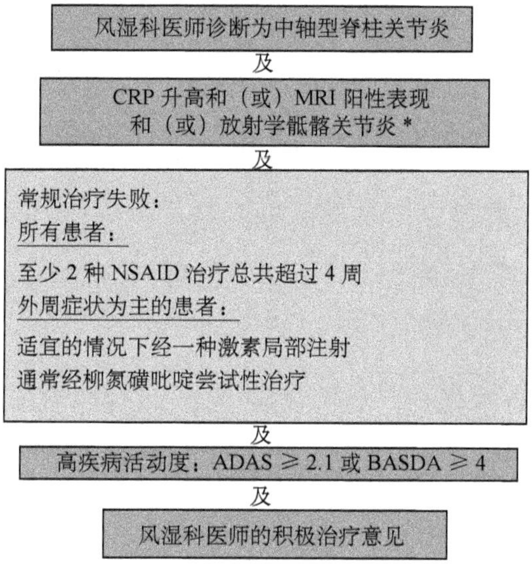

```
┌─────────────────────────────────────┐
│      风湿科医师诊断为中轴型脊柱关节炎        │
└─────────────────────────────────────┘
                    及
┌─────────────────────────────────────┐
│       CRP 升高和（或）MRI 阳性表现          │
│        和（或）放射学骶髂关节炎 *           │
└─────────────────────────────────────┘
                    及
┌─────────────────────────────────────┐
│ 常规治疗失败：                             │
│ 所有患者：                               │
│ 至少 2 种 NSAID 治疗总共超过 4 周           │
│ 外周症状为主的患者：                        │
│ 适宜的情况下经一种激素局部注射               │
│ 通常经柳氮磺吡啶尝试性治疗                   │
└─────────────────────────────────────┘
                    及
┌─────────────────────────────────────┐
│ 高疾病活动度；ADAS ≥ 2.1 或 BASDA ≥ 4      │
└─────────────────────────────────────┘
                    及
┌─────────────────────────────────────┐
│        风湿科医师的积极治疗意见              │
└─────────────────────────────────────┘
```

* 放射学骶髂关节炎是英夫利昔单抗和 IL-17i 应用的必要条件

图 5　2016 年 ASAS/EULAR 关于 axSpA 的诊疗指南中生物制剂的治疗建议

第一步：经风湿科医师诊断为 axSpA。正确的诊断至关重要，仅是形式上的符合分类标准（例如 ASAS axSpA 分类标准）不足以构成诊断，应经由专业的风湿科医师综合评估患者的临床、实验室检查、影像学检查信息，并且排除其他类似疾病后做出诊断。

第二步：判断患者是否符合所列出的标准：CRP 升高，MRI

提示的骶髂关节和（或）脊柱的炎症表现，放射学骶髂关节炎（依据修订的纽约标准）。这意味着对于放射学阴性的 axSpA 患者，则需要满足 CRP 升高和（或）MRI 提示有炎症。指南综合分析了多项研究的结果，发现不论有无放射学骶髂关节炎，反映 TNFi 疗效的最强预测指标是"CRP 升高"，并将其排在本项第一位，将第二强指标"MRI 提示的炎症"列在第二位，而放射学骶髂关节炎不能预测患者对 TNFi 治疗的反应。许多研究证实放射学阳性的 axSpA 患者合并有 CRP 升高时，使用 TNFi 治疗成功的可能性最高。此外，由于目前英夫利昔单抗和 IL-17i 未被批准用于治疗放射学阴性 axSpA，所以应用它们治疗 axSpA 时必须满足放射学骶髂关节炎。

第三步：经常规治疗失败的情况。即对所有 axSpA 患者而言，经至少 2 种 NSAID 治疗总共超过 4 周后仍无效；对主要表现为外周症状的患者，在适宜的情况下经过一种激素局部注射，或者经柳氮磺吡啶治疗（可耐受的情况下达到 3g/d，治疗 3 个月）后，仍无效。此外，NSAID 治疗失败的情况还包括有不能耐受的不良反应或有禁忌证。相较于 2010 年 ASAS 指南，MTX 不再被推荐用于治疗外周症状。

第四步：判断患者是否高疾病活动度：ASDAS ≥ 2.1 或 BSADAI ≥ 4。由于 ASDAS 除了体现患者自我评估外，还结合实验室检查（CRP 或 ESR），能更好地反映疾病活动度，且其临界值的确定经过深入的验证过程等，种种原因令 ASDAS 成为患者疾病活动度首选的评估方法。

第五步：风湿科医师的积极治疗意见。在开始 TNFi 治疗前，风湿科医师要考虑到患者可能的获益和承担的风险（如不良反应、患者依从性），TNFi 治疗必须是医患双方的共同决策。

而指南第 9 条建议的后半部分指出，现行方案是从 TNFi 开始。2016 年 ASAS/EULAR 指南中首次纳入了除 TNFi 以外的另一类生物制剂：IL-17i。目前被允许使用的 IL-17i 只有苏金单抗。由于 TNFi 治疗 axSpA 在疗效、安全性、适应证等方面的经验都远远优于 IL-17i，故指南推荐优先使用 TNFi。活动的炎症性肠病患者应避免使用苏金单抗，因其疗效不明显且有更多的不良反应。

当患者有使用生物制剂的指征后，将面临不同生物制剂的选择问题。除了优先选择 TNFi 外，不同 TNFi 之间又该如何选择呢？除外英夫利昔单抗的其他 4 种 TNFi 可用于放射学阳性（即 AS）和放射学阴性的 axSpA，英夫利昔单抗和 IL-17i 只能用于有放射学骶髂关节炎的患者。5 种 TNFi 在缓解关节症状的疗效和安全性上并无显著差异，而生物原研药与生物类似药之间的价格差异将成为用药选择的一项参考。对于关节外表现，融合蛋白对炎症性肠病和前葡萄膜炎的疗效不如单克隆抗体。

如何评估 axSpA 患者使用生物制剂治疗的效果及患者是否应继续应用呢？如图 6 所示，在经过持续生物制剂治疗至少 12 周后，若患者 ASDAS 改善 ≥ 1.1，或者 BASDAI 改善 ≥ 2（同一患者治疗前后需用同一评估方法），且风湿科医师持积极的继续治疗意见，则应继续使用生物制剂治疗。在第一种 TNFi 治疗失败的情况下，指南中第 10 条建议指出："若 TNFi 治疗失败，应考虑更换为另一种 TNFi 或者 IL-17i。"研究表明，患者使用第二种 TNFi 治疗仍会有效，但是疗效可能低于第一次使用 TNFi。若是患者对第一种 TNFi 无反应，则需重新考虑诊断是否正确。

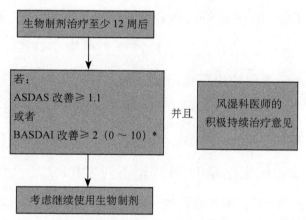

*ASDAS 和 BASDAI 均可用于评估疾病活动度，但同一患者需坚持使用同一方法

图6　2016 年 ASAS/EULAR 指南中关于继续使用生物制剂的建议

　　由于 TNFi 价格昂贵，长期使用经济负担重，2016 年 ASAS/EULAR 指南中第 11 条建议指出："若患者处于持续缓解状态，可考虑逐渐减少生物制剂的用量。"尽管此次指南中并没有明确定义"缓解状态"，但可以将 ASDAS 评估的疾病非活动期视作临床中的类似缓解状态。专家认为"持续"应至少 6 个月。原则上，"逐渐减少用量"既可以通过减少用药剂量，也可以通过增

长用药间期来实现。但是，逐渐减少用量不代表停药，有研究显示经 TNFi 治疗后缓解，大部分患者停药后复发，而逐渐减量则多数人可耐受。2017 年更新版 SpA 达标治疗共识中提到：治疗目标应是中轴和中轴外表现的病情完全缓解 / 疾病不活动，低 / 最低疾病活动度可作为替代治疗目标；病情完全缓解 / 疾病不活动的定义是没有临床和实验室证据支持有明显的病情活动；疾病活动度的评估应建立在临床症状与体征及急性期反应物的基础上。ASDAS 是评估 axSpA 疾病活动度的一个首选方法。

关于 TNFi 治疗能否延缓 SpA 患者影像学进展目前仍存在争论。两项相关的研究发现，长期患 AS 的患者在接受 TNFi 分别治疗 2 年、4 年后，TNFi 对其影像学进展并无作用。而另有研究发现，早期接受治疗和 TNFi 治疗 4 年以上可能会影响其影像学进展，可能与抑制炎症及避免软骨下肉芽组织形成有关。

总的来说，axSpA 患者经一线药物 NSAID 治疗后疗效差、不能耐受或有禁忌证时，生物制剂发挥着重要的作用。目前被国际认可的生物制剂包括 TNFi 及 IL-17i，临床工作中必须掌握规范的生物制剂治疗策略，并始终牢记 axSpA 的治疗与管理是医患双方的共同决策。

（林智明　整理）

44. 白介素 -17 抑制剂对中轴型脊柱关节炎有效

（1）关于 IL-17 抑制剂

IL-17 阻断剂分类：苏金单抗是全人源，抗白介素 -17A（IL-17A）单克隆抗体，已经应用于治疗 PsA；另外 ixekizumab 也是 IL-17A 阻断剂；brodalumab 是 IL-17R 阻断剂，在 SpA 相关的炎性皮肤疾病的 2 期临床试验中表现出良好效果。PsA、克罗恩病及 AS 的发病机制中，IL-23/IL-17 轴都起着重要作用。然而临床试验结果表明，IL-17A 抗体对克罗恩病无明显效果；而多个临床试验初步证明 IL-17A 抗体治疗 AS 有效。

（2）IL-17 在 SpA 中发病机制中的作用

AS 是一个基因多效性的疾病；从 2007 年开始就有基因相关的研究报道：IL-23 信号通路是 AS 发病中非 HLA 区的主要风险因素。后续研究也发现越来越多 AS 相关的非 HLA 区基因，其中包括 *CARD9*、*EOMES*、*IL1R1*、*IL1R2*、*IL6R*、*IL7R*、*IL12B*、*IL27*、*NKX21*、*PTGER4*、*RUNX3*、*TBX21*、*TYK2* 和 *ZMIZ1*。这些基因中很多都介导表达核受体 RORγt 和产生 IL-17 家族细胞因子。后续研究中证明 IL-23/IL-17 轴是调节 AS 表观遗传中的关键。在 IL-23 刺激下，TH-17 细胞释放 IL-17；然而，AS 及 PsA 的患者中，许多其他固有免疫细胞如肥大细胞、粒细胞和黏膜细胞也可以表达 IL-17。AS 患者体内的黏膜相关非变异性 T 细胞（MAIT）IL-17 水平高于正常人，而 IL-17 富集于炎症明显的关节。IL-17 有抑制骨形成的生理作用，IL-17A 阻断剂可中止该过程，而 IL-17 在骨 AS 的骨赘形成过程中的作用仍待考究。另外，有功能学实验证明 *Arg381Gln* 多态性减弱了 TH-17 细胞的 IL-23 依赖的 IL-17 生成，下调了 IL-23/IL-17 轴，是 AS 的一个保护因素，从另一个侧面说明 IL-17 在 AS 的发病机制中起着重要作用。

IL-23/IL-17 轴与 *HLA-B*27* 在 AS 的发病中具有协同效应：① *HLA-B*27* 表达的自由重链形成二聚体出现在抗原提呈细胞表面，刺激 IL-23R 及 KIR3DL2 受体阳性 T 细胞产生 IL-17。*HLA-B*27* 二聚体形成与 KIR3DL2$^+$CD4$^+$T 细胞共同刺激 TH-17 细胞特异的转录因子 RORγt 和抗凋亡因子 BCL-2 表达，故使 AS 患者的 TH-17 细胞凋亡下调。② AS 患者体内循环的 CD4$^+$IL-17$^+$ 细胞增加，包括对 *HLA-B*27* 二聚体产生反应的表达 KIR3DL2 的 T 细胞及产生 IL-17 的 γ/δ T 细胞。③在 *HLA-B*27* 转基因小鼠 AS 模型中（BXSB×NZB）F1 小鼠 Th-17 细胞增多，IL-17 表达上调。

（3）IL-17 阻断剂用于治疗 AS 的现状

苏金单抗对 AS 治疗有效已经在两个大型的三期临床试验中得到证实。试验中 AS 患者有 2 种用药方案：①静脉用负荷量苏金单抗，然后皮下注射维持治疗；②皮下注射负荷量苏金单抗，然后继续皮下注射维持治疗。在第 16 周时，使用 150mg 方案二的患者达到 ASAS40 的有 41.6%，明显比安慰剂组（13.1%）高；而且使用 150mg 方案一的也达到了相似的效果。两种方案的治疗效果持续 52 周以上。而用于银屑病和 PsA 的负荷剂量（300mg）尚未进行相关临床研究。AS 患者对苏金单抗的应答率与 TNF-α 拮抗制相近，但苏金单抗对 TNF-α 拮抗制治疗失败或因其他原因中止治疗的患者也有效。而在用苏金单抗治疗前尚未使用过 TNF-α 拮抗制治疗的应答率比曾有用药史的高（43.2% *vs.* 25%），后者应答率也与安慰剂组相近（25%）。后续进一步的临床研究则表明，150mg 苏金单抗对未使用过 TNF-α 拮抗制的患者和曾使用 TNF-α 拮抗制治疗未达到疾病控制或治疗失败的患者均有效（观察终点为 ASAS20，并且样本量不足）；150mg 苏金单抗对于减轻患者炎症及提高生活质量、改善机体功能均明显相关。75mg 苏金单抗的治疗效果明显比 150mg 剂量差，美国及欧洲推荐苏金单抗治疗 AS 的起始剂量为 150mg。

IL-17 阻断剂不良反应：在整个Ⅲ期临床试验中，严重不良事件发生率在 MEASURE 1 中为（8.0 ～ 8.6）/100 人年，明显比安慰剂组高；MEASURE 2 中为（6.6 ～ 7.7）/100 人年；主要不良事件列举如下：①感染：苏金单抗治疗 AS 患者，主要发生的不良反应为感染，150mg 和 75mg 剂量感染率分别为 60.5/100 人年和 89.1/100 人年，但没有患者因为感染原因而中止治疗。最常见的感染为假丝酵母菌感染。②中性粒细胞减少：发生率约为0.7/100 人年，一般不需为进行干预或中止治疗，仅少部分导致粒细胞减少相关感染。③心血管事件：一共 3 起，75mg 剂量组2 例心肌梗死，150mg 剂量组 1 例脑卒中；整体发生率为 0.4/100

人年。④肿瘤发生：试验期间一共 5 例患者出现肿瘤，并中止治疗方案。⑤克罗恩病：发生于有腹泻或曾有克罗恩病史的患者，可能出现病情进一步加重，试验中发生率为 0.7/100 人年。⑥葡萄膜炎：在临床试验中共出现 7 例葡萄膜炎患者，其中 5 例曾有过类似病史，不排除为 AS 患者疾病过程中的表现。

（欧嘉勇　整理）

45. 局部糖皮质激素注射可有效缓解疼痛

SpA 是一类以累及脊柱和外周关节，或韧带和肌腱为主要表现的慢性炎症性风湿病的总称，常累及中轴关节，影像学检查可显示不同程度的骶髂关节炎，通常认为骶髂关节是疾病最先累及的部位之一。

目前 SpA 尚无根治的方法，其主要治疗目标是控制症状和炎症，最大限度提高患者生活质量，通常采用非药物、药物和手术等综合治疗方法。关于药物治疗，NSAID 一直被作为 SpA 的一线用药，具有抗感染和镇痛的作用，可以显著改善患者的腰背疼痛和晨僵。近年来，TNF-α 拮抗制得到了广泛应用，它可以迅速控制炎症、减轻疼痛、改善关节功能和提高生活质量。然而，有部分患者应用 NSAID 和 TNF-α 拮抗制疗效欠佳或不耐受，对于此类患者，骶髂关节局部注射糖皮质激素不失为一种值得尝试的缓解症状的手段。

2016 年更新版 ASAS-EULAR 中轴型 SpA 的治疗推荐中指

出，对于 NSAID 和生物制剂疗效欠佳的患者，可考虑关节或附着点局部注射糖皮质激素，以减轻炎症从而缓解疼痛。临床工作中，由于骶髂关节解剖结构复杂、个体差异大，且关节间隙非常窄，关节局部注射目前仍是临床医师面临的一个重要挑战。如果注射针未能准确到达关节腔，药物可能分布在骶髂关节周围或附近韧带内，影响药物的吸收和疗效。另外，对于骶髂关节 X 线表现分级达Ⅳ级者，其关节间隙已完全融合，可能无法进针，注射难度大大增加。近年来，CT、传统 X 线、MRI、超声等影像学介导的关节注射技术逐渐得到了开展，影像学检查手段的应用提高了关节局部注射的成功率。

早在 20 世纪 90 年代就有学者采用 CT 引导下骶髂关节注射糖皮质激素治疗 SpA，随访 6 个月发现患者疼痛得到明显改善。2015 年，Althoff 等对 29 例 SpA 患者进行了 CT 引导下骶髂关节局部糖皮质激素治疗（每个关节注射 40mg 或 60mg 氢化可的松），其中 22 例患者为关节腔内注射，7 例患者为关节周围注射，研究发现关节腔内注射激素者疼痛程度明显改善，而关节周围注射激素者疼痛无明显改善。然而，需要注意的是，CT 或 X 线引导下进行操作对于患者和医师医师均有一定的辐射。随后，又有学者采用 MRI 引导下进行骶髂关节注射，MRI 相比 CT 或 X 线，具有无辐射、对软组织显影好的优点，但价格昂贵，且不能用于体内有金属植入物的患者。此外，超声检查简单方便，价格低廉，无辐射，近年来在肌肉骨骼疾病诊治中得到了广泛开展，然而超声对于骶髂关节显影不佳，限制了其临床应用。

最近还有学者报道，对难治性颈痛伴明显晨僵的 SpA 患者采用颈椎硬膜外糖皮质激素注射技术，可有效缓解疼痛程度。然而，理论上来说，糖皮质激素只能缓解症状而不能改变病情，对于骶髂关节以外其他部位受累的患者，还应考虑加用其他系统性治疗药物。

总而言之，骶髂关节局部注射糖皮质激素用于 NSAID 和 TNF-α 拮抗制不耐受或无效的 SpA 患者，可以说是一种有效缓解腰背疼痛的手段；同时结合影像学检查手段，大大提高了关节局部注射的成功率。

（范湄妲　整理）

46. 脊柱关节炎患者髋关节置换术及围手术期管理建议解读

根据《2016 年 ASAS-EULAR 中轴型脊柱关节炎管理推荐更新》推荐 12 中有关手术治疗内容的阐述，存在难治性疼痛或者影像学证据显示结构性损伤的功能残疾中轴型 SpA 患者应考虑行人工全髋关节置换手术治疗，这是除患者年龄外的独立考量因素。《2017 美国风湿病学会 / 美国髋关节和膝关节外科医师协会关于风湿性疾病患者接受选择性全髋关节或全膝关节置换术的围手术期管理指南》指出，SpA 患者在人工全髋关节置换手术后能明显缓解疼痛、改善功能，但与手术相关的感染、脱位、再入院率等并发症均较骨关节炎行同类手术风险高。因此，SpA 患者选择人工全髋关节置换手术应准确把握手术指征，完善术前计划，规范术中操作，做好围手术期管理，尽量规避或减少手术风险，使患者受益。

（1）手术指征

髋关节受累是中轴型 SpA 患者的常见病变，当内科治疗方法无法改善患者症状，而且存在与症状一致的影像学破坏证据，成年患者都应该是人工全髋关节置换术的备选人群。SpA 好发于青中年，个别未接受规范内科治疗或病情进展迅速的患者甚至可能在刚成年时就表现为严重进行性关节炎伴关节畸形。因此，与年龄相比病情是选择人工全髋关节置换手术与否更重要的考量因素。一般将药物治疗无法控制疼痛症状及髋关节强直或屈髋挛缩畸形作为人工全髋关节置换手术的指征。

（2）术前计划

作为择期手术，SpA 患者行人工全髋关节置换手术前有充足的术前计划时间。术者应该就手术获益及风险与患者进行充分沟通，使之对手术治疗有客观的认识和预期。术前评估和准备应考虑以下内容：对于多关节受累的患者，应根据患者各部位畸形严重程度选择脊柱截骨矫形及人工髋、膝关节置换手术的先后顺序，一般严重病变部位优先治疗。对于双髋关节同时受累均需手术治疗的患者应综合考虑患者病情和体质选择同期或分期手术。因接受人工全髋关节置换手术的患者通常年龄较轻、骨质疏松明显，在术前设计上应尽量选择更耐磨的摩擦界面及预期使用寿命更长的固定方式，同时尽量为未来可能的翻修手术减小难度和保留骨量，因此一般优先选用非骨水泥型固定的人工关节假体、陶瓷摩擦界面及近端压配型股骨柄（图 7 ~ 图 9）。

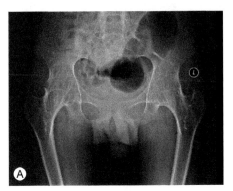
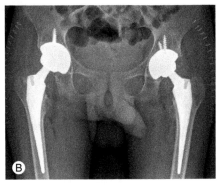

图 7　髋关节置换术典型病例一。男性，24 岁，A：AS 双髋关节骨性强直；B：双侧人
　　　工全髋关节置换，非骨水泥型髋臼及股骨假体，陶对陶界面

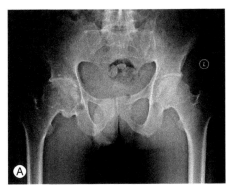
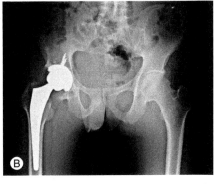

图 8　髋关节置换术典型病例二。男性，29 岁，A：AS 右髋关节纤维强直；B：右侧人
　　　工全髋关节置换，非骨水泥型髋臼及股骨假体，陶对陶界面

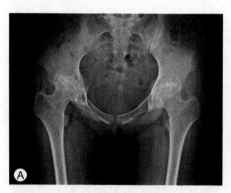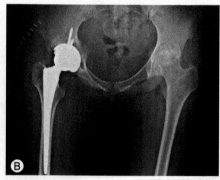

图9　髋关节置换术典型病例三。女性，22岁，A：青少年特发性关节炎双髋关节受累；
　　　B：右侧人工全髋关节置换，非骨水泥型髋臼及股骨假体，陶对陶界面

（3）手术麻醉

SpA 患者绝大多数颈椎因相互融合导致不同程度屈曲畸形，由此常造成麻醉困难。因此非常有必要请麻醉医师术前会诊进行评估，选择合适的麻醉方式。如常规椎管内麻醉困难，可采用经鼻软管插管，若经鼻插管仍然不能成功者，此时不应勉强操作以免喉头水肿影响患者苏醒后呼吸。此时建议采用经皮穿刺行麻醉插管。

（4）术中操作

SpA 的人工全髋关节置换手术因患者间的不同病情存在较大的个体差异。关节融合及畸形程度决定手术操作的难度。畸形严重者难以放置标准手术体位，对消毒、麻醉和术中显露及假体的准确放置均有较大干扰。对于髋关节完全融合并屈曲畸形的病例，术中需要多次截骨逐步松解暴露视野。因解剖标志不清，人工关节假体的尺寸选择和准确安放有赖于术前设计及术者经验，结合

患者脊柱畸形程度调整臼杯角度，使联合前倾角处于安全范围。

（5）围手术期管理

围手术期抗风湿药物的应用：术前使用非生物缓解病情抗风湿药（DMARD）的患者推荐围手术期继续按原剂量服用，使用生物制剂的患者建议手术时机选择在用药周期结束之时，术后应在术口愈合良好已拆除缝线且全身无感染征象的情况下重启治疗。使用托法替尼的患者至少在术前 7 天停用。术前使用糖皮质激素的患者推荐继续按原剂量服用，而不用在围手术期使用超生理需求的应激剂量。文献表明这些举措均有助于降低感染风险。

围手术期血液管理：SpA 患者长期服用细胞毒性药物和免疫抑制剂导致普遍体质虚弱甚至贫血，因此应在术前评估、术中观察、术后检查等环节根据患者具体情况给予输血或应用促红细胞生成素以提高血红蛋白水平。

围手术期宣教和康复：患者教育、功能锻炼、物理治疗、戒烟是 SpA 患者非药物治疗的重要组成部分。SpA 患者髋关节疼痛、活动受限是一个缓慢进展的过程。人工全髋关节置换手术能够快速缓解疼痛，改善关节活动度，但关节周围组织的病理变化仍然存在。因此，除使用药物治疗控制病情，科学的康复和功能锻炼对恢复和维持髋关节正常功能、提高髋周骨量是不可或缺的手段。

（查振刚　刘　宁　余国荣　整理）

47. 强调正确的康复治疗和体育锻炼

AS 病变主要位于骶髂关节和脊椎关节突关节等处，常见症状为腰背僵硬和疼痛，晚期可发生脊柱强直、畸形，病情不能逆转。整个病程中脊柱、胸廓及外周关节可产生程度不同的活动受限，整体活动能力可能下降。整个病程中，脊柱、胸廓及外周关节可产生程度不同的活动受限，整体活动能力也可能下降。所以，康复治疗可以尽可能使脊柱、胸廓及外周关节保持在最佳功能位置。

脊柱活动障碍的残疾表现可能与患者受累部位的软组织失去正常的新陈代谢有密切关系。在对脊柱的生物力学进行研究后认为脊柱存在运动节段即脊柱的功能单位，脊柱的各方向运动正是由许多个基本的脊柱功能单位相互配合、协同作用而完成。每一个脊柱的功能单位都包括两个脊椎和介于它们之间的软组织。运动节段的任何环节异常都会导致整个脊柱运动链的功能障碍。人体由于胸、腹、盆腔脏器均在脊柱前方，并且人在运动时，脊柱经常处于前倾状态，人体重垂线总是落在脊柱前方，因此脊柱后方的肌肉要比前方的肌肉承受更大的张力。脊柱周围的肌肉因缺血逐渐出现肌横纹消失、肌肉脂肪样变性等异常的病理表现，椎旁肌因缺血而肌横纹消失、脂肪样变性，逐渐失去应有的生理功能，不能维持脊柱正常的解剖结构。

ASAS-EULAR 工作组建议非药物治疗可以包括教育、锻炼和理疗，可以贯穿于治疗的整个过程中。国际 AS 评价工作组初步提出物理治疗应主要从物理功能、疼痛、脊柱活动度、脊柱晨僵时间和患者总体评价 5 个方面进行疗效评价。国内外均强调早期诊治，采用包括健康教育、运动疗法、物理治疗等多方面的长期综合治疗，运动疗法主要包括维持胸廓活动度的运动、保持脊柱和肢体灵活性的运动、背伸肌训练和全身耐力运动等，医疗体操是运动疗法中最多采用的方法。即使病变呈慢性进行性发展，运动疗法也应尽可能早期进行以预防或减轻畸形、强直。

（1）具体康复运动疗法方案

1）主动运动

①肌力训练：AS 患者需要训练的肌肉有腹直肌、腰背肌和侧腰肌群及膈肌和肋间肌等。通过锻炼腹直肌，患者的腹部肌肉及腰椎得到充分的活动和松弛，竖脊肌被拉伸和松弛，整个脊柱得到最大程度的矫正；腰背肌的训练使腰背肌得到松弛和收缩，提高其肌力，同时使颈椎和腰椎得到锻炼，改善颈椎和腰椎的活动功能；通过深呼吸运动、胸式呼吸可以使膈肌和肋间肌得到锻炼，从而提高患者的胸廓活动度，改善心肺功能。

训练方式以辅助主动运动、主动运动、抗阻力主动运动、等长运动为主，根据患者关节活动受累程度和病情严重程度选择不同方式。每个动作持续 2～3 秒，每个动作重复 10 次为 1 组，每组进行2～3 次，达到肌肉不同程度的收缩，来实现肌力训练。

②关节活动度训练：脊柱以颈椎和腰椎的关节活动受累多见，要达到颈、腰椎的关节活动度训练，可主动进行屈伸、侧弯

和旋转运动，动作应缓慢、柔和；髋关节的活动可部分代偿腰椎功能，也应着重加强。髋关节的活动度训练，除主动进行髋关节的六向运动（前屈、后伸、外展、内收、内旋、外旋）外，可先牵伸髋关节，增大关节间隙后再进行训练；也可在水中运动。胸廓：分深呼吸运动和胸廓运动，两者配合同时进行。做呼吸运动，可以通过吹蜡烛、吹气球的方式，同时进行扩胸运动，最好胸式呼吸和腹式呼吸结合交替进行，以增大胸廓活动范围、改善心肺功能，同时促进胃肠蠕动。

③应用器械的运动训练：应用体育锻炼中的腹肌板作为特定工具，患者采取仰卧位，尽量放松，随着腹肌板的弧度平躺在上面，部分患者在初期使用时不能完全适应，可在腰下合适位置垫一软枕，对于上胸段脊柱后凸者要求患者两手各握 5kg 哑铃增加牵引力。双手高举抓单杠悬吊，用自身力量进行牵引，也可牵引向上，提高全身协调性。其他器械如下肢的持续关节被动活动仪器、骑自行车、健身器材等进行脊柱及髋关节活动度训练和肌力训练。

2）被动运动

推拿、牵引等可增进血液循环、缓解肌痉挛、减轻疼痛，改善关节功能。

3）全身有氧训练

游泳、太极拳、步行、骑车、医疗体操等是较为有效、方便的全身有氧运动。

（2）康复运动疗法对 AS 患者的作用和注意事项

①运动可促进全身和局部关节的血液循环，有利于炎症的消退，可缓解疼痛，改善机体的营养状态，加速组织的再生能力。

②运动可牵伸关节囊和韧带，松解关节粘连，增强组织的柔韧性和顺应性，提高脊柱及四肢关节的关节活动度，减轻晨僵症状，防止关节短缩，预防或延缓畸形的发生。

③通过肌力训练，可提高腹直肌、腰背肌和肩带肌的肌力，缓解肌肉痉挛，减轻疼痛，防止肌肉萎缩，从而恢复肌肉关节的正常功能，改善受累关节的活动。

④运动训练充分发挥膈肌和肋间肌对胸廓呼吸功能的代偿作用，同时加强训练胸式呼吸可改善肋椎关节的活动功能，提高胸廓活动度。

⑤适度的运动可维持骨密度和强度，防止骨质疏松；长期规律的运动训练可提高全身耐力运动，提高患者生活质量。

⑥注意事项：因本病病程迁延，运动训练达到功能改善往往是一个漫长的过程，长期、循序渐进的运动训练十分重要。药物治疗可以逐渐减量，但运动训练要持之以恒才能取得满意效果。

（黄叶飞　整理）

48. 戒烟应被纳入脊柱关节炎患者的疾病教育中

根据 ASAS-COMOSPA 研究，估算吸烟者在 SpA 患者中占31.2%。ASAS-EULAR 在 2016 年 axSpA 指南中强调了非药物治疗的重要性，包括对 axSpA 患者进行戒烟教育，其指出吸烟与 axSpA 患者的疾病活动度、影像学进展及骨赘的形成有关，存在正相关，因此戒烟可能会对每个患者的健康带来有利影响，但目前尚无证据表明戒烟对 axSpA 患者的症状和体征产生有益的影响。

目前关于吸烟对 axSpA 患者影响的研究已有不少，但该方面的研究主要是横断面研究。Grigorios T. Sakellariou 等研究发现，与无吸烟患者和既往吸烟患者相比，当前吸烟的 AS 患者的 BASDAI 和 BASFI 明显升高；而将无吸烟患者和既往吸烟患者之间进行对比，可发现既往吸烟患者的 BASFI 和 mSASSS 明显升高。对数据进行多因素回归分析发现，当前吸烟与患者 BASDAI 升高呈独立相关，吸烟量（年包数）与 AS 患者炎性腰背痛的持续时间、BASFI 和 mSASSS 呈正相关。由此可知，在 AS 患者中，当前吸烟与高疾病活动度强烈独立相关，累积吸烟量与脊柱影像学损伤相关。Villaverde-García 等以往的研究和最新的系统性回顾也证实了吸烟不利影响的累积效应，以年包数为单位的吸烟量与 AS 患者的疾病活动度、脊柱疼痛、功能损伤和炎症指标表现为剂量依赖反应。另外，Denis Poddubnyy 等研究发现吸烟在 SpA 患者疾病活动中也起到关键作用，其与 SpA 的发生有关，并可引起疾病严重度加重、预后不良、脊柱影像学进展和治疗效果欠佳。吸烟甚至是影响 SpA 疾病缓解的不良因素之一。

在治疗效果方面，Glintborg 等关于吸烟对 AS 患者 TNFi 治疗效果的影响研究表明，当前吸烟者在治疗 6 个月后 BASDAI 的 50% 达标率明显低于无吸烟者，不管使用哪种类型的 TNFi 均得出相同结论，包括阿达木单抗、依那西普、英夫利昔单抗、格里木单抗。

在心血管疾病方面，López-Medina 等发现 SpA 患者最常见的并发症是心血管疾病，吸烟作为心血管危险因素之一，会增加 SpA 患者发生心血管事件的风险，这可能与吸烟引起慢性全身炎症反应和损伤血管内皮细胞有关。

香烟是一种含有多种成分的复杂化合物，其包括尼古丁、焦油和其他佐剂，香烟对 SpA 患者产生的影响是各成分的综合作用。Daffner 等发现尼古丁可增加成骨细胞内碱性磷酸酶的活动并促进钙的沉积，且该作用呈剂量依赖性，由此推测吸烟对 axSpA 患者骨赘形成的促进作用也许部分是由尼古丁导致的。血管内皮生长因子（VEGF）是一种在血管生成中起重要作用的信号蛋白，与软骨骨化的过程有关。AS 患者血 VEGF 水平比一般人群高，VEGF 可作为 axSpA 患者脊柱影像学进展的预测因子。Lieb 等发现健康吸烟者中 VEGF 水平比非吸烟者高，吸烟均可导致 axSpA 患者和正常人血 VEGF 升高。Grigorios 等的横断面研究发现吸烟与 VEGF 呈独立正相关，推测吸烟可能通过升高血 VEFG 水平从而导致 axSpA 患者脊柱影像学进展。Bazzano 等发现在健康人群中，吸烟与炎症指标尤其是 CRP 呈强烈正相关，香烟的炎症毒性作用可能通过对 CRP 产生。Bermudez 等发现吸烟的炎症作用可导致 TNF-α 和 IL-6 等炎症因子增多，这可能是当前吸烟的 axSpA 患者使用 TNF 生物制剂疗效差的原因。对于吸烟引起 SpA 患者疼痛程度增加的原因，考虑可能是吸烟通过对感官信息的神经处理或因缺氧或血管收缩造成的组织损伤产生的间接毒性作用。患者躯体活动度降低、脊柱影像学进展、并发症增加和肺功能下降等，最终导致 SpA 患者功能下降。

目前已有高质量证据表明吸烟与 axSpA 患者脊柱影像学进展和结构损伤进展有关，且吸烟量越大，进展越快损伤也越严重。虽然对于疼痛、疾病活动度、躯体活动和生活质量等方面相关的研究证据水平较低，但不同研究得出的结论较为一致，即均认为吸烟对上述方面会产生负面影响，因此该结论也值得我们参考。另外，吸烟通过增加 TNF-α 和 IL-6 的产生降低生物制剂的疗效，通过损伤血管内皮细胞增加 axSpA 患者合并心血管事件的风险。综上，吸烟从 axSpA 发病到疾病的进展（包括患者的症状、体征和影像学检查）、治疗效果及并发症等方面均有不利的影响，并且影响的程度与患者的吸烟量相关。

吸烟对人们来说仅是一种非必需的不良生活习惯，为了病情的控制和改善我们应该让患者了解吸烟的危害性，教育患者戒烟。因香烟的危害作用具有累积效应，所以要尽早戒烟，应将戒烟作为 SpA 患者疾病教育项目之一。目前暂未有证据支持戒烟对 axSpA 患者的症状和体征带来有益的影响，这可能与既往吸烟遗留的不良反应仍然存在有关，需长时间的随访才能观察到戒烟的有利影响。关于该方面我们需要更进一步的研究进行探讨。

（招淑珠　整理）

49. 关注脊柱关节炎患者的个人医疗与社会成本问题

（1）中轴型 SpA 患者疾病负担沉重

由于 AS 患者以 13 ~ 31 岁青壮年男性多见，多为社会的主要劳动力，不仅因为腰背疼痛和晨僵，也可因为肌腱端炎、外周关节外和关节外表现如角膜炎、银屑病和炎症性肠病等导致功能受限。在疾病的晚期可出现脊柱和外周关节的纤维或骨性强直，导致畸形或残疾，严重影响患者日常生活及工作能力并增加医疗卫生资源的消耗，从而给患者个人、家庭及社会带来沉重的负担。早在 1994 年开始世界各国关注 AS 患者的疾病负担，发现其直接成本（药物、门诊治疗、住院、家庭助手和替代治疗）和间接成本（生产力下降和残疾）均很高，在不同国家疾病负担各不相同，从每年 1852 英镑至 20 328 英镑不等，其中间接花费所占比例在 50% 以上。如在西班牙，放射学进展中轴型 SpA 患者的每年每人疾病负担为 20 328 欧元，其中仅 23% 是直接成本。2014 年我国一项研究发现中国 AS 患者平均年度花费为 16 827.92 美元，间接花费占 64.7%。尽管有关非放射学进展中轴型 SpA 患者的疾病负担的数据有限，最新的系统回顾表明，非放射学进展中轴型 SpA 尽管在炎症和脊柱活动度方面较放射学进展中轴型 SpA 轻，然而由于这两种类型的 SpA 在疾病活动度、躯体功能和生活质量受损方面是相似的，两者对医疗资源消耗的影响也是相似的。总的来说，由于 SpA 疾病本身的医疗资源消耗和疾病导致的生产力下降引起的个人社会负担已经受到研究者和国家的重视，起病年龄小、致残率高和病程长是 AS 患者个人社会负担沉重的重要影响因素。

（2）AS 患者工作能力严重受损

越来越多的研究表明，间接成本在 AS 患者总花费中所占的比例越来越大，主要包括失业、因病请假和工作效率的下降，即生产力下降导致的社会成本。早期国外报道 AS 患者在发病 10 年内未经治疗可丧失大部分功能，15.6 年后需要停止工作。随着对 AS 疾病认识的加深及治疗的规范，越来越多的患者得以保持良好的躯体功能和生活质量。然而，AS 对患者工作状况的影响仍是多元化的，包括工作受限、提前退休、因找不到合适工作而失业及自愿放弃工作。对于有工作的患者，病假及工作效率下降也与患者功能受限密切相关。相关研究表明，AS 患者的就业率为 34% ～ 96%，其中 3% ～ 50% 的患者工作能力受到影响，失业率较一般人群高 3 倍。有一项观察 AS 患者长期工作状况变化的研究发现，第 5 年患者就业率是 96%，在第 10 年是 95%，第 25 年下降至 65%，第 45 年下降至 34%。2015 年的一篇 Meta 分析发现，AS 患者年度间接成本波动在每年每人 3458.14 美元至 45 953.87 美元之间（人力资源法）或每年每人 660.96 美元至 11 569.90 美元之间（摩擦成本法），平均间接成本是每年 6454.76 美元 / 每人，生产力下降导致的成本占了总花费的很大一部分。鉴于现有报道 AS 患者病假和工作效率下降的研究仍较少，对 AS 相关的间接成本的评估仍是相对较新的课题，在未来需要发展新的特异的方法学来更准确地评估间接成本。

（3）生物制剂治疗中轴型 SpA 的成本效益仍存在争议

随着生物制剂的使用，在显著改善 SpA 患者临床症状和躯体功能的同时，SpA 患者的疾病负担进一步升高，给个人、社会和政府带来新的挑战。生物制剂价格昂贵，一般每年的花费为 12 000 ～ 18 000 美元，因此其成本 - 效益分析受到医师和患者的关注。2016 年的一篇综述报道与常规治疗相比，TNFi 的 ICER 为 16 391 ～ 44 448 英镑 /QALY，其中以英夫利昔单抗的 ICER 最高。Ara 等从国家支付角度，采用患者模拟模型，纳入经至少两种 NSAID 足量治疗无效的活动性 AS 患者，比较依那西普联合 NSAID 和单用 NSAID 的成本效用，同时综合一项欧洲Ⅲ期临床研究的数据和斯坦福德郡大学风湿病中心一项回顾性研究的成本数据模拟 1000 例 AS 患者 25 年的病程，结果显示，以 BASDAI50 作为有效治疗终点，与 NSAID 单药治疗相比，依那西普联合 NSAID 治疗 25 年的增量成本是 35 978 英镑，每一个贴现 QALY 增量成本为 22 700 英镑，在英国国家卫生与临床优化研究所推荐的 25 000 英镑阈值范围内，且随着模型模拟时间跨度的延长，依那西普联合 NSAID 方案的成本效用优势更加明显，这进一步显示长期应用依那西普联合 NSAID 方案的潜在经济学价值。近年来，生物制剂治疗对 AS 患者潜在工作能力提高的作用受到关注。在一项荟萃分析中发现生物制剂治疗 1 年后 VAS 评分平均升高了 1.7～2.9 分，请病假的患者比例下降了 10%～20%，缺勤天数下降了（8.7～22.3）天 / 年，提示通过生物制剂治疗有利于 AS 患者症状缓解、身体机能改善和工作效率提高。Listing 等的研究认为英夫利昔单抗治疗 1 年或 2 年后，可明显减少患者的入院率、平均住院时间和因病休工时间，平均每例患者每年因避免住院和休工而挽回的损失约 4900 欧元，对 AS 所引起的疾病负担具有明显的改善作用。生物制剂可通过迅速改善患者的腰痛等症状从而提高工作效率，减少病假天数及失业的风险，生产力的提高可以为社会带来更多的贡献，对个人、家庭和社会的负面影响也随之减少。尽管现在仍缺乏生物制剂对 AS 患者的长期工作状况影响的数据，但其改善患者症状和提高生活质量的能力是强大的，或许可以通过减低远期间接费用来补偿药物本身引起的直接费用的升高。然而，目前由于每个国家的医保政策和购买力不同，并没有统一的成本－效益阈值来判断 TNFi 的使用是否在可接受的范围内，因此生物制剂的成本－效益分析仍存在争议。

（涂柳丹　整理）

50. "国际指南"之我见

新的国际 SpA 专家指南的产生及不断更新,原因既有历史因素也有实践因素。当我读书的 20 世纪 70 年代,叫类风湿关节炎的中轴型,后来叫血清阴性脊柱关节病、脊柱关节病。2009 年更改为 SpA。实践中体会是 SpA 是一系列的疾病,都具有多种共同主要临床特征。不同形式的 SpA 具有多种共同的临床特征;最突出的特征是中轴关节(尤其是骶髂关节)由炎症导致的慢性腰痛;指南把其他的临床表现或特征归结称为外周受累表现。

2016 年 SpA 诊治指南与 2017 年 SpA 达标治疗推荐,其核心内容中需要注意的有以下一些方面:①临床上,除了充分分析 SpA 的共同特点,还强调疾病的个体表型不同,患者的预后也存在差异,需要不同的治疗策略,如伴有外周症状的患者,选择生物制剂时优先考虑抗体类的 TNF-α 拮抗剂的药物;②强调了 SpA 需要全程医患沟通和多学科协作进行慢病管理的观点,其中包括新指南提出的戒烟、心理治疗和药物经济学因素在内的诊治建议,上述策略在今后该病的健康管理体系的建设中,均需要我们考虑在内。③新的专家指南推荐该病最终治疗目的是控制疾病在临床缓解 – 达标治疗状态,可以理解为达到无炎症状态,之后维持无炎症状态。至于临床缓解的确切内容没有指出单一的金指标,而是综合了临床症状、实验室指标和影像学检查的一组参数,且疾病的治疗评估要全程监管、及时进行病情监测,从而做到定期调整个体化治疗策略;④指南还推荐了疾病活动度、药物疗效和影像学变化的评价方法，如何普及推广应用这些规范方法，值得我们在健康管理体系建设中设置平台，促进规范应用；⑤临床应用中，即使遵循规范化治疗策略，也只能使得大部分患者达到临床缓解，经过规范治疗仍然不达标的患者，或现有药物疗效不佳、不能耐受治疗方案的患者，其治疗策略还缺少具体的指导路线，研发针对该病有效治疗的新的药物是现今临床的瓶颈之一。

总的说来，机遇和挑战并存，SpA 的健康管理势在必行，期盼医护工作者与患者合作，携手共进，创造美好的明天。

关于慢病管理

51. 慢病管理的核心是加强患者教育

AS 是一种慢性进行性炎症性疾病，侵犯中轴和外周关节，因病变具有侵蚀性可致残致畸，严重可影响患者生活质量。而除生理上的痛苦外，长病程和反复发作使得患者常常出现焦虑、抑郁等不健康的心理状态。早在 20 世纪 90 年代就有报道参与自我管理项目的 AS 患者有获益，但多数研究更多倾向于关注患者心理健康。

2016 年 ASAS-EULAR 推出 SpA 治疗的更新意见，其治疗原则中指出患者与医师应共同参与治疗的决策，多位患者亦参与制定了推荐意见的患者版本。第 4 条推荐意见更指出患者应该受到教育并鼓励定期锻炼和戒烟；物理治疗亦需要被考虑。多项研究报道均证实，对于 SpA 患者，非甾体类抗炎药或生物制剂确实在一定程度上减轻症状和延缓疾病进展，但患者主动参与程度、自我管理能力和依从性极大地影响疾病的进展。在提倡"达标治疗"的时代，精细化的慢病管理成为非药物治疗的重要组成部分，更是 SpA 治疗的基石。

合理的慢病管理模式能够帮助患者完成治疗方案、加强自我管理和监测，这对于患者的预后更为重要，是 SpA 临床诊治的关键环节。

目前报道的 SpA 慢病管理模式包括自我管理模式和参加自我帮助组织模式。自我管理模式多以自我教育为主，一项来自德国的关于慢性病（包括 AS）自我管理模式的研究证实康复期间自我管理的患者 3 个月后生活质量和抑郁状态明显改善。另外一项来自德国的研究证实参加自我帮助组织的患者对于疾病有更好的认识，戒烟比例更高，请假比例更低。此外，一项来自香港的研究证实以社区为基础的非专业人士导向的关节炎自我管理项目的实施能够改善疼痛、增加运动和自我评估健康水平。目前国内对 SpA 慢病管理的报道寥寥无几，且更倾向于以护士为导向的 SpA 患者的护理，医师对于慢病管理的付出十分有限，加强医师对慢病管理的付出尤为重要。

既往慢病管理的方式主要以传统的患者教育会、义诊、宣传手册发放、电话沟通等为主。但随着移动互联网技术的深入，微信公众平台宣传、移动高清视频以及医疗大数据平台的产生为慢病管理注入新鲜血液。目前尚无传统模式与新兴基于互联网平台模式优劣的头对头研究，但微信公众平台的建立、慢病管理 App

的使用、移动高清视频的播放等方式逐步渗透至平常医疗工作中。或许，移动互联网平台的使用会为我们制定合理的慢病管理计划带来惊喜。

不论何种模式何种方式，SpA 患者慢病管理的核心是加强有效的患者教育、改善生活方式、提高药物及非药物治疗的依从性。希望有更多循证医学证据、成果数据探索合理慢病管理模式并推而广之。

（翟佳羽　整理）

52. 脊柱关节炎慢病管理的经验分享

SpA 作为一种慢性疾病，如果长期得不到有效治疗，或者疏于控制，都会导致疾病进一步发展。除疾病本身逐渐加重之外，随着病情的进展，SpA 还可以累及外周关节和肌腱附着点，甚至伴发心脏、肺、肠道、眼等器官损害。但由于国内对该疾病的认识程度相对较低，误诊误治的现象仍十分普遍，临床上有大量患者未得到及时正规治疗，致使病情迁延不愈甚至致残、致死。即使确诊 SpA，仍有相当部分患者对疾病存在认知误区，如：AS 是不死的癌症，凭感觉用药，腰痛吃药症状好一点就停药；单用食疗或理疗，不按医嘱用药；认为"是药三分毒"，不愿意长期用药等。因此，对 SpA 患者进行健康教育并加强慢病管理，提高患者对疾病危害及长期治疗重要性的认识很有必要。

慢病管理是指慢病专业医师、药师、护师和营养师等作为一个医疗团队，为慢病患者提供全面、连续、主动的管理，以促进疾病好转、延缓疾病进程、降低伤残率、提高生活质量并减少医疗费用的一种科学管理模式。通过有效的慢病管理，患者可以掌握疾病的治疗管理知识，改变不良生活方式，学会正确的服药方法，熟悉自我监测病情的技巧，并且经过一段时间的治疗管理后，可以回归社会、家庭，正确应对疾病带来的各种消极情绪。在美国，慢病管理相关健康教育管理模式的实施，有效降低了居民冠心病、高血压等慢病的发病率。

由于 SpA 是一种慢性疾病，一旦确诊，就需要终身管理。患者除了就诊时与医师有短暂的交流，大部分时间需要进行自我监测与管理。加强对 SpA 患者的健康教育和管理让患者获得疾病管理知识和技能，促其养成良好的就医行为，以达到自觉地改变不良生活方式、控制危险因素、提高治疗依从性，提高治疗达标率并减少并发症的发生，是医务人员义不容辞的责任。由于临床医师医师工作繁忙，与患者交流时间有限，护士在患者健康教育方面具有重要作用。慢病管理的核心是行为干预：针对不同阶段的目标 SpA 人群，提供的健康教育内容和行为指导有所不同（见表7）。

表 7 医务人员对不同阶段 SpA 患者慢病管理中健康教育的重点内容

初诊时（诊断评估）	复诊时（明确诊断后）	随访时（长期观察）
什么是 SpA	告知 SpA 控制目标	坚持定期随访
SpA 的危害	告知危险因素及控制方法	坚持治疗达标
SpA 的易感人群	所服药物可能出现的不良反应	坚持危险因素控制
确诊 SpA 须做哪些检查	尽量按医嘱用药	* 如何进行长期 ASDAS 监测
	* 如何利用网络随访、评估炎症指标	如何观察 SpA 的并发症
		* 如何进行网络自我管理

注：* 代表有条件下进行。

医院健康教育是慢病管理的重要节点，根据患者来源不同，健康教育的方式有所不同。①门诊教育：候诊时宣传栏、黑板报、小册子等多形式开展。②一分钟教育：如医疗机构医师的工作繁忙，时间紧张，可针对患者的主要问题进行一分钟重点教育。③住院教育：住院治疗期间，可进行较系统的、循序渐进的 SpA 防治知识、技巧和自我管理的教育。患者出院时应进行出院教育和随访。④实行健康教育时要注意与患者谈话的技巧：站在患者的立场上，耐心倾听患者的叙述，注意观察患者的反应和情绪，采取接纳的态度，即要帮助、指导，不能批评、训诫。与患者谈话时，语气要中肯、主动、热情，态度要和蔼，表达要通俗，使其易于接受。要让患者感觉出教育者的诚意。掌握会谈时间，把握重点。避免不成熟的建议或承诺，以免加重患者心理负担或导致医疗纠纷。

目前我国处于中低收入水平的患者较多，疾病负担巨大，由于医疗资源及信息的不对等滋生了多种医疗矛盾，迫切需要一种有效、经济的方式进行随访、自我管理的相关指导。幸运的是，移动医疗作为一种医疗辅助工具逐渐兴起，成为医患沟通及患者自我疾病管理的有效手段。通过移动医疗实施慢病管理，可实时查看患者病例资料进行病情分析、有效沟通及调整治疗方案，健康状况监测预警，健康管理信息分析。移动医疗随访特别是微信随访是目前最省时省力同时效果最好的随访方式，是一种开放式、延伸式的健康教育形式，其简单易行，成本低，方便有效。

SpA 自我管理，其实质为患者教育项目，是在医师护士的指导下，患者自我管理疾病的方法。通过讲授系列健康教育课程，针对个人行为危险因素制订方案、实施干预计划等方式，帮助患者掌握预防和管理自身疾病所需的知识、技能、信心及与医师交流的技巧，从而获得医师更有效的支持，自己解决疾病所带来的躯体和情绪问题。实施慢病管理是 SpA 治疗的主要环节，不管是医护人员还是患者自身都要加以重视。

（曹双燕　整理）

参考文献

1. Sieper J, Poddubnyy D.Axial spondyloarthritis.Lancet, 2017, 390 (10089):
73-84.

2. Taurog JD, Chhabra A, Colbert RA.Ankylosing Spondylitis and Axial
Spondyloarthritis.N Engl J Med, 2016, 374 (26): 2563-2574.

3. van der Heijde D, Ramiro S, Landewé R, et al.2016 update of the ASAS-
EULAR management recommendations for axial spondyloarthritis.Ann Rheum Dis,
2017, 76 (6): 978-991.

4. Smolen JS, Schöls M, Braun J, et al. Treating axial spondyloarthritis and
peripheral spondyloarthritis, especially psoriatic arthritis, to target: 2017 update of
recommendations by an international task force.Ann Rheum Dis, 2018, 77 (1): 3-17.

5. Bakland G, Nossent HC.Epidemiology of spondyloarthritis: a review.Curr
Rheumatol Rep, 2013, 15 (9): 351.

6. Reveille JD, Weisman MH. The epidemiology of back pain, axial
spondyloarthritis and *HLA-B*27* in the United States.Am J Med Sci, 2013, 345 (6):

431-436.

7. Dean LE, Jones GT, MacDonald AG, et al.Global prevalence of ankylosing spondylitis.Rheumatology (Oxford), 2014, 53 (4): 650-657.

8. Kim HW, Choe HR, Lee SB, et al.Phenotype difference between familial and sporadic ankylosing spondylitis in Korean patients.J Korean Med Sci, 2014, 29 (6): 782-787.

9. Brophy S, Hickey S, Menon A, et al.Concordance of disease severity among family members with ankylosing spondylitis?J Rheumatol, 2004, 31 (9): 1775-1778.

10. Dean LE, Jones GT, MacDonald AG, et al.Global prevalence of ankylosing spondylitis.Rheumatology (Oxford), 2014, 53 (4): 650-657.

11. Kassimos DG, Vassilakos J, Magiorkinis G, et al.Prevalence and clinical manifestations of ankylosing spondylitis in young Greek males.Clin Rheumatol, 2014, 33 (9): 1303-1306.

12. Ziade NR.HLA B27 antigen in Middle Eastern and Arab countries: systematic review of the strength of association with axial spondyloarthritis and methodological gaps.BMC Musculoskelet Disord, 2017, 18 (1): 280.

13. Costantino F, Talpin A, Said-Nahal R, et al.Prevalence of spondyloarthritis in reference to *HLA-B*27* in the French population: results of the GAZEL cohort.Ann Rheum Dis, 2015, 74 (4): 689-693.

14. Robinson J, Halliwell JA, Hayhurst JD, et al.The IPD and IMGT/HLA database: allele variant databases.Nucleic Acids Res, 2015, 43 (Database issue):

D423-D431.

15. Khan MA.An Update on the Genetic Polymorphism of *HLA-B*27* With 213 Alleles Encompassing 160 Subtypes（and Still Counting）.Curr Rheumatol Rep，2017，19（2）：9.

16. Khan MA.Polymorphism of *HLA-B*27*: 105 subtypes currently known.Curr Rheumatol Rep，2013，15（10）：362.

17. Loll B，Fabian H，Huser H，et al.Increased Conformational Flexibility of *HLA-B*27* Subtypes Associated With Ankylosing Spondylitis.Arthritis Rheumatol，2016，68（5）：1172-1182.

18. Mou Y，Zhang P，Li Q，et al.Clinical Features in Juvenile-Onset Ankylosing Spondylitis Patients Carrying Different B27 Subtypes.Biomed Res Int，2015，2015:594878.

19. Tsui FW，Haroon N，Reveille JD，et al.Association of an ERAP1 ERAP2 haplotype with familial ankylosing spondylitis.Ann Rheum Dis，2010，69（4）：733-736.

20. Lin Z，Bei JX，Shen M，et al.A genome-wide association study in Han Chinese identifies new susceptibility loci for ankylosing spondylitis.Nat Genet，2011，44（1）：73-77.

21. Ho HH，Chen JY.Ankylosing spondylitis: Chinese perspective，clinical phenotypes，and associated extra-articular systemic features.Curr Rheumatol Rep，2013，15（8）：344.

22. Ellinghaus D，Jostins L，Spain SL，et al.Analysis of five chronic inflammatory

diseases identifies 27 new associations and highlights disease-specific patterns at shared loci.Nat Genet, 2016, 48 (5) : 510-518.

23. International Genetics of Ankylosing Spondylitis Consortium (IGAS), Cortes A, Hadler J, et al.Identification of multiple risk variants for ankylosing spondylitis through high-density genotyping of immune-related loci.Nat Genet, 2013, 45 (7) : 730-738.

24. Cortes A, Pulit SL, Leo PJ, et al.Major histocompatibility complex associations of ankylosing spondylitis are complex and involve further epistasis with ERAP1.Nat Commun, 2015, 6:7146.

25. Kim K, Bang SY, Lee S, et al.An HLA-C amino-acid variant in addition to *HLA-B*27* confers risk for ankylosing spondylitis in the Korean population.Arthritis Res Ther, 2015, 17:342.

26. Smith JA.Update on ankylosing spondylitis: current concepts in pathogenesis. Curr Allergy Asthma Rep, 2015, 15 (1) : 489.

27. García-Medel N, Sanz-Bravo A, Van Nguyen D, et al.Functional interaction of the ankylosing spondylitis-associated endoplasmic reticulum aminopeptidase 1 polymorphism and HLA-B27 in vivo.Mol Cell Proteomics, 2012, 11 (11) : 1416-1429.

28. Chen L, Fischer R, Peng Y, et al.Critical role of endoplasmic reticulum aminopeptidase 1 in determining the length and seq9uence of peptides bound and presented by HLA-B27.Arthritis Rheumatol, 2014, 66 (2) : 284-294.

29. Wellcome Trust Case Control Consortium, Australo-Anglo-American Spondylitis Consortium (TASC), Burton PR, et al.Association scan of 14, 500

nonsynonymous SNPs in four diseases identifies autoimmunity variants.Nat Genet, 2007, 39 (11): 1329-1337.

30. Robinson PC, Lau E, Keith P, et al.ERAP2 functional knockout in humans does not alter surface heavy chains or *HLA-B*27*, inflammatory cytokines or endoplasmic reticulum stress markers.Ann Rheum Dis, 2015, 74 (11): 2092-2095.

31. Robinson PC, Costello ME, Leo P, et al.ERAP2 is associated with ankylosing spondylitis in *HLA-B*27*-positive and *HLA-B*27*-negative patients.Ann Rheum Dis, 2015, 74 (8): 1627-1629.

32. Jiang Y, Wang L.Role of histone deacetylase 3 in ankylosing spondylitis via negative feedback loop with microRNA-130a and enhancement of tumor necrosis factor-1α expression in peripheral blood mononuclear cells.Mol Med Rep, 2016, 13 (1): 35-40.

33. Lai NS, Yu HC, Chen HC, et al.Aberrant expression of microRNAs in T cells from patients with ankylosing spondylitis contributes to the immunopathogenesis.Clin Exp Immunol, 2013, 173 (1): 47-57.

34. Huang J, Song G, Yin Z, et al.Elevated miR-29a expression is not correlated with disease activity index in PBMCs of patients with ankylosing spondylitis.Mod Rheumatol, 2014, 24 (2): 331-334.

35. Lv Q, Li Q, Zhang P, et al.Disorders of MicroRNAs in Peripheral Blood Mononuclear Cells: As Novel Biomarkers of Ankylosing Spondylitis and Provocative Therapeutic Targets.Biomed Res Int, 2015, 2015:504208.

36. Huang CH, Wei JC, Chang WC, et al.Higher expression of whole blood

microRNA-21 in patients with ankylosing spondylitis associated with programmed cell death 4 mRNA expression and collagen cross-linked C-telopeptide concentration.J Rheumatol, 2014, 41 (6)：1104-1111.

37. Xie Z, Li J, Wang P, et al.Differential Expression Profiles of Long Noncoding RNA and mRNA of Osteogenically Differentiated Mesenchymal Stem Cells in Ankylosing Spondylitis.J Rheumatol, 2016, 43 (8)：1523-1531.

38. Li X, Chai W, Zhang G, et al.Down-Regulation of lncRNA-AK001085 and its Influences on the Diagnosis of Ankylosing Spondylitis.Med Sci Monit, 2017, 23:11-16.

39. Tseng HW, Glant TT, Brown MA, et al.Early anti-inflammatory intervention ameliorates axial disease in the proteoglycan-induced spondylitis mouse model of ankylosing spondylitis. BMC Musculoskelet Disord, 2017, 18 (1)：228.

40. Benham H, Rehaume LM, Hasnain SZ, et al.Interleukin-23 mediates the intestinal response to microbial β-1, 3-glucan and the development of spondyloarthritis pathology in SKG mice.Arthritis Rheumatol, 2014, 66 (7)：1755-1767.

41. Vieira-Sousa E, van Duivenvoorde LM, Fonseca JE, et al.Review: animal models as a tool to dissect pivotal pathways driving spondyloarthritis.Arthritis Rheumatol, 2015, 67 (11)：2813-2827.

42. Raychaudhuri SK, Saxena A, Raychaudhuri SP.Role of IL-17 in the pathogenesis of psoriatic arthritis and axial spondyloarthritis. Clin Rheumatol, 2015, 34 (6)：1019-1023.

43. Yago T, Nanke Y, Kawamoto M, et al.IL-23 and Th17 Disease in

Inflammatory Arthritis.J Clin Med, 2017, 6 (9).

44. Gaffen SL.Structure and signalling in the IL-17 receptor family. Nat Rev Immunol, 2009, 9 (8): 556-567.

45. Cheung PP.Anti-IL17A in Axial Spondyloarthritis-Where Are We At?Front Med (Lausanne), 2017, 4:1.

46. Rosenbaum JT, Davey MP.Time for a gut check: evidence for the hypothesis that *HLA-B*27* predisposes to ankylosing spondylitis by altering the microbiome.Arthritis Rheum, 2011, 63 (11): 3195-3198.

47. Human Microbiome Project Consortium. Structure, function and diversity of the healthy human microbiome.Nature, 2012, 486 (7402): 207-214.

48. Costello ME, Ciccia F, Willner D, et al.Brief Report: Intestinal Dysbiosis in Ankylosing Spondylitis.Arthritis Rheumatol, 2015, 67 (3): 686-691.

49. Tito RY, Cypers H, Joossens M, et al.Brief Report: Dialister as a Microbial Marker of Disease Activity in Spondyloarthritis.Arthritis Rheumatol, 2017, 69 (1): 114-121.

50. Breban M, Tap J, Leboime A, et al.Faecal microbiota study reveals specific dysbiosis in spondyloarthritis.Ann Rheum Dis, 2017, 76 (9): 1614-1622.

51. Wen C, Zheng Z, Shao T, et al.Quantitative metagenomics reveals unique gut microbiome biomarkers in ankylosing spondylitis.Genome Biol, 2017, 18 (1): 142.

52. Asquith MJ, Stauffer P, Davin S, et al.Perturbed Mucosal Immunity and Dysbiosis Accompany Clinical Disease in a Rat Model of Spondyloarthritis.Arthritis Rheumatol, 2016, 68 (9): 2151-2162.

53. Poddubnyy D, Sieper J.Mechanism of New Bone Formation in Axial Spondyloarthritis.Curr Rheumatol Rep, 2017, 19 (9): 55.

54. Machado PM, Baraliakos X, van der Heijde D, et al. MRI vertebral corner inflammation followed by fat deposition is the strongest contributor to the development of new bone at the same vertebral corner: a multilevel longitudinal analysis in patients with ankylosing spondylitis.Ann Rheum Dis, 2016, 75 (8): 1486-1493.

55. Bleil J, Maier R, Hempfing A, et al.Granulation Tissue Eroding the Subchondral Bone Also Promotes New Bone Formation in Ankylosing Spondylitis. Arthritis Rheumatol, 2016, 68 (10): 2456-2465.

56. Baraliakos X, Haibel H, Listing J, et al.Continuous long-term anti-TNF therapy does not lead to an increase in the rate of new bone formation over 8 years in patients with ankylosing spondylitis.Ann Rheum Dis, 2014, 73 (4): 710-715.

57. Danve A, O' Dell J.The ongoing quest for biomarkers in Ankylosing Spondylitis.Int J Rheum Dis, 2015, 18 (8): 826-834.

58. Quaden DH, De Winter LM, Somers V.Detection of novel diagnostic antibodies in ankylosing spondylitis: An overview.Autoimmun Rev, 2016, 15 (8): 820-832.

59. Qian BP, Ji ML, Qiu Y, et al.Identification of Serum miR-146a and miR-155 as Novel Noninvasive Complementary Biomarkers for Ankylosing Spondylitis.Spine (Phila Pa 1976), 2016, 41 (9): 735-742.

60. Maksymowych WP.An update on biomarker discovery and use in axial spondyloarthritis.Expert Rev Mol Diagn, 2017, 17 (11): 965-974.

中国医学临床百家

61. Sieper J, Braun J, Kay J, et al.Sarilumab for the treatment of ankylosing spondylitis: results of a Phase II, randomised, double-blind, placebo-controlled study (ALIGN) .Ann Rheum Dis, 2015, 74 (6): 1051-1057.

62. Sieper J, Porter-Brown B, Thompson L, et al.Assessment of short-term symptomatic efficacy of tocilizumab in ankylosing spondylitis: results of randomised, placebo-controlled trials.Ann Rheum Dis, 2014, 73 (1): 95-100.

63. Navarro-Compán V, Ramiro S, Landewé R, et al.Disease activity is longitudinally related to sacroiliac inflammation on MRI in male patients with axial spondyloarthritis: 2-years of the DESIR cohort.Ann Rheum Dis, 2016, 75 (5): 874-878.

64. Haroon N, Kim TH, Inman RD.NSAIDs and radiographic progression in ankylosing spondylitis Bagging big game with small arms?Ann Rheum Dis, 2012, 71 (10): 1593-1595.

65. Hess A, Axmann R, Rech J, et al. Blockade of TNF-α rapidly inhibits pain responses in the central nervous system.Proc Natl Acad Sci U S A, 2011, 108 (9): 3731-3736.

66. Hemington KS, Wu Q, Kucyi A, et al.Abnormal cross-network functional connectivity in chronic pain and its association with clinical symptoms.Brain Struct Funct, 2016, 221 (8): 4203-4219.

67. Wu Q, Inman RD, Davis KD.Neuropathic pain in ankylosing spondylitis: a psychophysics and brain imaging study.Arthritis Rheum, 2013, 65 (6): 1494-1503.

68. Moltó A, Etcheto A, van der Heijde D, et al.Prevalence of comorbidities

and evaluation of their screening in spondyloarthritis: results of the international cross-sectional ASAS-COMOSPA study.Ann Rheum Dis, 2016, 75 (6): 1016-1023.

69. Wang DM, Zeng QY, Chen SB, et al.Prevalence and risk factors of osteoporosis in patients with ankylosing spondylitis: a 5-year follow-up study of 504 cases.Clin Exp Rheumatol, 2015, 33 (4): 465-470.

70. Briot K, Etcheto A, Miceli-Richard C, et al.Bone loss in patients with early inflammatory back pain suggestive of spondyloarthritis: results from the prospective DESIR cohort.Rheumatology (Oxford), 2016, 55 (2): 335-342.

71. Rustagi T, Drazin D, Oner C, et al.Fractures in Spinal Ankylosing Disorders: A Narrative Review of Disease and Injury Types, Treatment Techniques, and Outcomes.J Orthop Trauma, 2017, Suppl 4:S57-S74.

72. Werner BC, Samartzis D, Shen FH.Spinal Fractures in Patients With Ankylosing Spondylitis: Etiology, Diagnosis, and Management.J Am Acad Orthop Surg, 2016, 24 (4): 241-249.

73. 杨怡, 杜娟, 郭嘉隆. 中轴型与外周型脊柱关节炎合并骨质疏松的临床研究. 中国实验诊断学, 2016, 20 (4): 653-654.

74. 苏培培, 米存东. 中轴型脊柱关节炎骨侵蚀研究进展. 实用医学杂志, 2013, 29 (10): 1692-1693.

75. 苏培培, 米存东, 赵铖, 等. 注射用重组人 II 型肿瘤坏死因子受体 - 抗体融合蛋白治疗前后中轴型脊柱关节炎患者血清白细胞介素 -23 水平和骶髂关节磁共振成像的变化. 中华风湿病学杂志, 2015, 19 (3): 160-164.

76. Gmuca S, Weiss PF.Juvenile spondyloarthritis.Curr Opin Rheumatol, 2015,

27 (4): 364-372.

77. Sherlock JP, Taylor PC, Buckley CD.The biology of IL-23 and IL-17 and their therapeutic targeting in rheumatic diseases.Curr Opin Rheumatol, 2015, 27 (1): 71-75.

78. Katsicas MM, Russo R.Biologic agents in juvenile spondyloarthropathies. Pediatr Rheumatol Online J, 2016, 14 (1): 17.

79. Herregods N, Dehoorne J, Van den Bosch F, et al.ASAS definition for sacroiliitis on MRI in SpA: applicable to children?Pediatr Rheumatol Online J, 2017, 15 (1): 24.

80. Weiss PF, Xiao R, Biko DM, et al.Assessment of Sacroiliitis at Diagnosis of Juvenile Spondyloarthritis by Radiography, Magnetic Resonance Imaging, and Clinical Examination.Arthritis Care Res (Hoboken), 2016, 68 (2): 187-194.

81. Weiß A, Minden K, Listing J, et al.Course of patients with juvenile spondyl oarthritis during 4 years of observation, juvenile part of GESPIC.RMD Open, 2017, 3 (1): e000366.

82. Aalto K, Lahdenne P, Kolho KL.Fecal calprotectin in juvenile idiopathic arthritis patients related to drug use.Pediatr Rheumatol Online J, 2017, 15 (1): 9.

83. Mourão AF, Santos MJ, Melo-Gomes J, et al.Using the Juvenile Arthritis Disease Activity Score based on erythrocyte sedimentation rate or C-reactive protein level: results from the Portuguese register.Arthritis Care Res (Hoboken), 2014, 66 (4): 585-591.

84. Weiss PF, Colbert RA, Xiao R, et al.Development and retrospective

validation of the juvenile spondyloarthritis disease activity index.Arthritis Care Res (Hoboken), 2014, 66 (12): 1775-1782.

85. Horneff G, Foeldvari I, Minden K, et al.Efficacy and safety of etanercept in patients with the enthesitis-related arthritis category of juvenile idiopathic arthritis: results from a phase III randomized, double-blind study.Arthritis Rheumatol, 2015, 67 (8): 2240-2249.

86. Berntson L, Nordal E, Aalto K, et al.*HLA-B*27* predicts a more chronic disease course in an 8-year followup cohort of patients with juvenile idiopathic arthritis.J Rheumatol, 2013, 40 (5): 725-731.

87. Zhao J, Zheng W, Zhang C, et al.Radiographic hip involvement in ankylosing spondylitis: factors associated with severe hip diseases.J Rheumatol, 2015, 42 (1): 106-110.

88. Vander Cruyssen B, Vastesaeger N, Collantes-Estévez E.Hip disease in ankylosing spondylitis.Curr Opin Rheumatol, 2013, 25 (4): 448-454.

89. Baspinar S, Kırnap M, Baspınar O, et al. Serum prolidase level in ankylosing spondylitis: low serum levels as a new potential gold standard biomarker for disease activity.Rheumatol Int, 2016, 36 (11): 1609-1616

90. Kang KY, Kim IJ, Jung SM, et al.Incidence and predictors of morphometric vertebral fractures in patients with ankylosing spondylitis.Arthritis Res Ther, 2014, 16 (3): R124.

91. Jadon DR, Ramanan AV, Sengupta R.Juvenile versus adult-onset ankylosing spondylitis-clinical, radiographic, and social outcomes. a systematic review.J

Rheumatol, 2013, 40 (11): 1797-1805.

92. Brocq O, Acquacalda E, Berthier F, et al.Influenza and pneumococcal vaccine coverage in 584 patients taking biological therapy for chronic inflammatory joint: A retrospective study.Joint Bone Spine, 2016, 83 (2): 155-159.

93. Wong PKK, Bagga H, Barrett C, et al. A practical approach to vaccination of patients with autoimmune inflammatory rheumatic diseases in Australia.Intern Med J, 2017, 47 (5): 491-500.

94. Broyde A, Arad U, Madar-Balakirski N, et al.Longterm Efficacy of an Antipneumococcal Polysaccharide Vaccine among Patients with Autoimmune Inflammatory Rheumatic Diseases.J Rheumatol, 2016, 43 (2): 267-272.

95. Götestam Skorpen C, Hoeltzenbein M, Tincani A, et al. The EULAR points to consider for use of antirheumatic drugs before pregnancy, and during pregnancy and lactation.Ann Rheum Dis, 2016, 75 (5): 795-810.

96. Lukas C, Landewé R, Sieper J, et al.Development of an ASAS-endorsed disease activity score (ASDAS) in patients with ankylosing spondylitis.Ann Rheum Dis, 2009, 68 (1): 18-24.

97. Machado P, Landewé R.Spondyloarthritis: Is it time to replace BASDAI with ASDAS?Nat Rev Rheumatol, 2013, 9 (7): 388-390.

98. Sellas I, Fernandez A, Juanola Roura X, et al.Clinical utility of the ASDAS index in comparison with BASDAI in patients with ankylosing spondylitis (Axis Study) .Rheumatol Int, 2017, 37 (11): 1817-1823.

99. Berg IJ, Semb AG, van der Heijde D, et al.CRP and ASDAS are associated

with future elevated arterial stiffness, a risk marker of cardiovascular disease, in patients with ankylosing spondylitis: results after 5-year follow-up.Ann Rheum Dis, 2015, 74 (8): 1562-1566.

100. Di Carlo M, Lato V, Di Matteo A, et al.Defining functioning categories in axial Spondyloarthritis: the role of the ASAS Health Index.Rheumatol Int, 2017, 37 (5): 713-718.

101. 文琼芳，杨金水，冀肖健，等 .SF-36 量表和临床评价指标在强直性脊柱炎队列研究中的应用价值 . 中华医学杂志，2016，96 (9): 681-684.

102. Di Carlo M, Lato V, Carotti M, et al.Clinimetric properties of the ASAS health index in a cohort of Italian patients with axial spondyloarthritis.Health Qual Life Outcomes, 2016, 14:78.

103. Mandl P, Navarro-Compán V, Terslev L, et al.EULAR recommendations for the use of imaging in the diagnosis and management of spondyloarthritis in clinical practice.Ann Rheum Dis, 2015, 74 (7): 1327-1339.

104. Maksymowych WP, Wichuk S, Dougados M, et al.MRI evidence of structural changes in the sacroiliac joints of patients with non-radiographic axial spondyloarthritis even in the absence of MRI inflammation.Arthritis Res Ther, 2017, 19 (1): 126.

105. Leone A, Cassar-Pullicino VN, D' Aprile P, et al.Computed Tomography and MR Imaging in Spondyloarthritis.Radiol Clin North Am, 2017, 55 (5): 1009-1021.

106. Tan S, Wang R, Ward MM. Syndesmophyte growth in ankylosing spondylitis.

Curr Opin Rheumatol, 2015, 27 (4): 326-332.

107. Tan S, Dasgupta A, Yao J, et al.Spatial distribution of syndesmophytes along the vertebral rim in ankylosing spondylitis: preferential involvement of the posterolateral rim.Ann Rheum Dis, 2016, 75 (11): 1951-1957.

108. Weiss PF, Chauvin NA, Roth J.Imaging in Juvenile Spondyloarthritis.Curr Rheumatol Rep, 2016, 18 (12): 75.

109. Østergaard M, Eder L, Christiansen SN, et al.Imaging in the diagnosis and management of peripheral psoriatic arthritis-The clinical utility of magnetic resonance imaging and ultrasonography.Best Pract Res Clin Rheumatol, 2016, 30 (4): 624-637.

110. D'Angelo S, Palazzi C, Gilio M, et al.Improvements in diagnostic tools for early detection of psoriatic arthritis.Expert Rev Clin Immunol, 2016, 12 (11): 1209-1215.

111. van der Heijde D, Ramiro S, Landewé R, et al.2016 update of the ASAS-EULAR management recommendations for axial spondyloarthritis.Ann Rheum Dis, 2017, 76 (6): 978-991.

112. Ward MM, Deodhar A, Akl EA, et al.American College of Rheumatology/ Spondylitis Association of America/Spondyloarthritis Research and Treatment Network 2015 Recommendations for the Treatment of Ankylosing Spondylitis and Nonradiographic Axial Spondyloarthritis.Arthritis Rheumatol, 2016, 68 (2): 282-298.

113. Lie E, Kristensen LE, Forsblad-d'Elia H, et al.The effect of comedication

with conventional synthetic disease modifying antirheumatic drugs on TNF inhibitor drug survival in patients with ankylosing spondylitis and undifferentiated spondyloarthritis: results from a nationwide prospective study.Ann Rheum Dis, 2015, 74 (6): 970-978.

114. Sepriano A, Ramiro S, van der Heijde D, et al.Effect of Comedication With Conventional Synthetic Disease-Modifying Antirheumatic Drugs on Retention of Tumor Necrosis Factor Inhibitors in Patients With Spondyloarthritis: A Prospective Cohort Study.Arthritis Rheumatol, 2016, 68 (11): 2671-2679.

115. Sieper J, Poddubnyy D.New evidence on the management of spondyloarthritis. Nat Rev Rheumatol, 2016, 12 (5): 282-295.

116. Damjanov N, Shehhi WA, Huang F, et al.Assessment of clinical efficacy and safety in a randomized double-blind study of etanercept and sulfasalazine in patients with ankylosing spondylitis from Eastern/Central Europe, Latin America, and Asia. Rheumatol Int, 2016, 36 (5): 643-651.

117. Chen J, Lin S, Liu C.Sulfasalazine for ankylosing spondylitis.Cochrane Database Syst Rev, 2014, (11): CD004800.

118. Braun J, Pavelka K, Ramos-Remus C, et al.Clinical efficacy of etanercept versus sulfasalazine in ankylosing spondylitis subjects with peripheral joint involvement. J Rheumatol, 2012, 39 (4): 836-840.

119. Vallet H, Seve P, Biard L, et al.Infliximab Versus Adalimumab in the Treatment of Refractory Inflammatory Uveitis: A Multicenter Study From the French Uveitis Network.Arthritis Rheumatol, 2016, 68 (6): 1522-1530.

120. Calvo-Río V, Blanco R, Santos-Gómez M, et al.Golimumab in refractory

uveitis related to spondyloarthritis. Multicenter study of 15 patients.Semin Arthritis Rheum, 2016, 46 (1)：95-101.

121. Chitul A, Voiosu AM, Marinescu M, et al.Different effects of anti-TNF-alpha biologic drugs on the small bowel macroscopic inflammation in patients with ankylosing spondylitis.Rom J Intern Med, 2017, 55 (1)：44-52.

122. Guillot X, Prati C, Sondag M, et al.Etanercept for treating axial spondyloarthritis.Expert Opin Biol Ther, 2017, 17 (9)：1173-1181.

123. 依那西普治疗类风湿关节炎和强直性脊柱炎专家组. 依那西普治疗类风湿关节炎和强直性脊柱炎的专家建议（2013）. 中华医学杂志, 2013, 93 (18)：1363-1369.

124. 张兰玲, 高颖, 刘兴振, 等. 依那西普治疗中轴脊柱关节炎停药后复发因素的分析. 第二军医大学学报, 2017, 38 (10)：1330-1335.

125. Schiotis R, Sánchez A, Escudero A, et al.Candidate's single-nucleotide polymorphism predictors of treatment nonresponse to the first anti-TNF inhibitor in ankylosing spondylitis.Rheumatol Int, 2014, 34 (6)：793-801.

126. Toussirot É. Biologics in spondyloarthritis: TNFα inhibitors and other agents. Immunotherapy, 2015, 7 (6)：669-681.

127. Murdaca G, Spanò F, Contatore M, et al.Pharmacogenetics of etanercept: role of TNF-α gene polymorphisms in improving its efficacy.Expert Opin Drug Metab Toxicol, 2014, 10 (12)：1703-1710.

128. Yan RJ, Lou TT, Wu YF, et al.Single nucleotide polymorphisms of ABCB1 gene and response to etanercept treatment in patients with ankylosing spondylitis in a

Chinese Han population. Medicine（Baltimore），2017，96（5）：e5929.

129. 薛勤，汪年松．解读肿瘤坏死因子拮抗剂应用中结核病的预防与管理专家共识．世界临床药物，2016，37（8）：505-507.

130. 肿瘤坏死因子拮抗剂应用中结核病预防与管理专家建议组．肿瘤坏死因子拮抗剂应用中结核病预防与管理专家共识．中华风湿病学杂志，2013，17（8）：508-512.

131. 艾静文，阮巧玲，张文宏．结核分枝杆菌潜伏感染预防性治疗的进展．中国防痨杂志，2015，37（1）：80-85.

132. Lee J，Kim E，Jang EJ，et al.Efficacy of Treatment for Latent Tuberculosis in Patients Undergoing Treatment with a Tumor Necrosis Factor Antagonist.Ann Am Thorac Soc，2017，14（5）：690-697.

133. Cagatay T，Bingol Z，Kıyan E，et al.Follow-up of 1887 patients receiving tumor necrosis-alpha antagonists: Tuberculin skin test conversion and tuberculosis risk. Clin Respir J，2017.

134. Hellgren K，Dreyer L，Arkema EV，et al.Cancer risk in patients with spondyloarthritis treated with TNF inhibitors: a collaborative study from the ARTIS and DANBIO registers.Ann Rheum Dis，2017，76（1）：105-111.

135. Selmi C，Ceribelli A，Naguwa SM，et al.Safety issues and concerns of new immunomodulators in rheumatology.Expert Opin Drug Saf，2015，14（3）：389-399.

136. Bonovas S，Minozzi S，Lytras T，et al.Risk of malignancies using anti-TNF agents in rheumatoid arthritis，psoriatic arthritis，and ankylosing spondylitis: a systematic review and meta-analysis.Expert Opin Drug Saf，2016，15（sup1）：35-54.

137. Westhovens I, Lories RJ, Westhovens R, et al.Anti-TNF therapy and malignancy in spondyloarthritis in the Leuven spondyloarthritis biologics cohort (BIOSPAR) .Clin Exp Rheumatol, 2014, 32 (1): 71-76.

138. Atzeni F, Carletto A, Foti R, et al.Incidence of cancer in patients with spondyloarthritis treated with anti-TNF drugs.Joint Bone Spine, 2017.

139. Parasannanavar DJ, Rajadhyaksha A, Ghosh K.Application of a Simple In-House PCR-SSP Technique for HLA-B* 27 Typing in Spondyloarthritis Patients. Arthritis, 2013, 2013:504109.

140. 丛贤滋, 李晓峰, 黄烽. 微量淋巴细胞毒技术与核酸扩增荧光技术检测 *HLA-B*27* 的对比. 解放军医学院学报, 2014, 35 (3): 280-282.

141. 陈慧毅, 褚为靖, 张会英, 等. 实时荧光 PCR 法与流式细胞术两种方法检测 *HLA-B*27* 的比较. 中国实验诊断学, 2012, 16 (12): 2251-2254.

142. Voorter CE, Swelsen WT, van den Berg-Loonen EM.B*27 in molecular diagnostics: impact of new alleles and polymorphism outside exons 2 and 3.Tissue Antigens, 2002, 60 (1): 25-35.

143. Dominguez O, Coto E, Martinez-Naves E, et al.Molecular typing of *HLA-B*27* alleles.Immunogenetics, 1992, 36 (5): 277-282.

144. Itoh Y, Mizuki N, Shimada T, et al.High-throughput DNA typing of HLA-A, -B, -C, and -DRB1 loci by a PCR-SSOP-Luminex method in the Japanese population.Immunogenetics, 2005, 57 (10): 717-729.

145. 李维, 张敏芳, 田晓峰, 等. HLA 分型基因微阵列的构建及与 PCR-SSO、PCR-SSP、SBT 的比对. 中华临床医学卫生杂志, 2005, 3 (11): 11-15.

146. Yi L, Wang J, Guo X, et al.Profiling of hla-B alleles for association studies with ankylosing spondylitis in the chinese population.Open Rheumatol J, 2013, 7:51-54.

147. Stolwijk C, van Tubergen A, Castillo-Ortiz JD, et al.Prevalence of extra-articular manifestations in patients with ankylosing spondylitis: a systematic review and meta-analysis.Ann Rheum Dis, 2015, 74（1）：65-73.

148. Vander Cruyssen B, Ribbens C, Boonen A, et al.The epidemiology of ankylosing spondylitis and the commencement of anti-TNF therapy in daily rheumatology practice.Ann Rheum Dis, 2007, 66（8）：1072-1077.

149. Dagfinrud H, Kvien TK, Hagen KB.Physiotherapy interventions for ankylosing spondylitis.Cochrane Database Syst Rev, 2008, （1）：CD002822.

150. Smolen JS, Braun J, Dougados M, et al.Treating spondyloarthritis, including ankylosing spondylitis and psoriatic arthritis, to target: recommendations of an international task force.Ann Rheum Dis, 2014, 73（1）：6-16.

151. Schoels MM, Braun J, Dougados M, et al. Treating axial and peripheral spondyloarthritis, including psoriatic arthritis, to target: results of a systematic literature search to support an international treat-to-target recommendation in spondyloarthritis.Ann Rheum Dis, 2014, 73（1）：238-242.

152. 古洁若. 中国脊柱关节炎和强直性脊柱炎的规范监测和研究展望. 中山大学学报（医学科学版），2015, 36（1）：1-5.

153. Kroon FP, van der Burg LR, Ramiro S, et al.Non-steroidal anti-inflammatory drugs（NSAIDs）for axial spondyloarthritis（ankylosing spondylitis and non-radiographic axial spondyloarthritis）.Cochrane Database Syst Rev, 2015, （7）：

CD010952.

154. Sieper J, Poddubnyy D.New evidence on the management of spondyloarthritis. Nat Rev Rheumatol, 2016, 12 (5): 282-295.

155. Sieper J, Braun J, Dougados M, et al.Axial spondyloarthritis.Nat Rev Dis Primers, 2015, 1:15013.

156. Baeten D, Baraliakos X, Braun J, et al.Anti-interleukin-17A monoclonal antibody secukinumab in treatment of ankylosing spondylitis: a randomised, double-blind, placebo-controlled trial.Lancet, 2013, 382 (9906): 1705-1713.

157. Baeten D, Sieper J, Braun J, et al.Secukinumab, an Interleukin-17A Inhibitor, in Ankylosing Spondylitis.N Engl J Med, 2015, 373 (26): 2534-2548.

158. Ranganathan V, Gracey E, Brown MA, et al.Pathogenesis of ankylosing spondylitis - recent advances and future directions.Nat Rev Rheumatol, 2017, 13 (6): 359-367.

159. Gracey E, Qaiyum Z, Almaghlouth I, et al.IL-7 primes IL-17 in mucosal-associated invariant T (MAIT) cells, which contribute to the Th17-axis in ankylosing spondylitis.Ann Rheum Dis, 2016, 75 (12): 2124-2132.

160. Bowness P, Ridley A, Shaw J, et al.Th17 cells expressing KIR3DL2+ and responsive to HLA-B*27 homodimers are increased in ankylosing spondylitis.J Immunol, 2011, 186 (4): 2672-2680.

161. Ridley A, Hatano H, Wong-Baeza I, et al. Activation-Induced Killer Cell Immunoglobulin-like Receptor 3DL2 Binding to HLA-B*27 Licenses Pathogenic T Cell Differentiation in Spondyloarthritis.Arthritis Rheumatol, 2016, 68 (4): 901-914.

中国医学临床百家

162. Kenna TJ, Davidson SI, Duan R, et al. Enrichment of circulating interleukin-17-secreting interleukin-23 receptor-positive γ/δ T cells in patients with active ankylosing spondylitis.Arthritis Rheum, 2012, 64 (5): 1420-1429.

163. Glatigny S, Fert I, Blaton MA, et al.Proinflammatory Th17 cells are expanded and induced by dendritic cells in spondylarthritis-prone HLA-B*27-transgenic rats.Arthritis Rheum, 2012, 64 (1): 110-120.

164. Sieper J, Poddubnyy D.New evidence on the management of spondyloarthritis. Nat Rev Rheumatol, 2016, 12 (5): 282-295.

165. Sieper J, Deodhar A, Marzo-Ortega H, et al.Secukinumab efficacy in anti-TNF-naive and anti-TNF-experienced subjects with active ankylosing spondylitis: results from the MEASURE 2 Study.Ann Rheum Dis, 2017, 76 (3): 571-592.

166. Althoff CE, Bollow M, Feist E, et al.CT-guided corticosteroid injection of the sacroiliac joints: quality assurance and standardized prospective evaluation of long-term effectiveness over six months.Clin Rheumatol, 2015, 34 (6): 1079-1084.

167. Gungor S, Aiyer R, Erkan D.Cervical Epidural Injection in the Management of Refractory Pain and Stiffness in Spondyloarthropathy: A Case Report Series.Pain Pract, 2017.

168. Goodman SM, Springer B, Guyatt G, et al.2017 American College of Rheumatology/American Association of Hip and Knee Surgeons Guideline for the Perioperative Management of Antirheumatic Medication in Patients With Rheumatic Diseases Undergoing Elective Total Hip or Total Knee Arthroplasty.Arthritis Rheumatol, 2017, 69 (8): 1538-1551.

169. van der Heijde D, Ramiro S, Landewé R, et al.2016 update of the ASAS-EULAR management recommendations for axial spondyloarthritis.Ann Rheum Dis, 2017, 76 (6): 978-991.

170. Villaverde-García V, Cobo-Ibáñez T, Candelas-Rodríguez G, et al.The effect of smoking on clinical and structural damage in patients with axial spondyloarthritis: A systematic literature review.Semin Arthritis Rheum, 2017, 46 (5): 569-583.

171. Sakellariou GT, Iliopoulos A, Konsta M, et al.Serum levels of Dkk-1, sclerostin and VEGF in patients with ankylosing spondylitis and their association with smoking, and clinical, inflammatory and radiographic parameters.Joint Bone Spine, 2017, 84 (3): 309-315.

172. Glintborg B, Højgaard P, Lund Hetland M, et al.Impact of tobacco smoking on response to tumour necrosis factor-alpha inhibitor treatment in patients with ankylosing spondylitis: results from the Danish nationwide DANBIO registry. Rheumatology (Oxford), 2016, 55 (4): 659-668.

173. Sakellariou GT, Anastasilakis AD, Kenanidis E, et al.The effect of smoking on clinical and radiographic variables, and acute phase reactants in patients with ankylosing spondylitis.Rheumatol Int, 2015, 35 (12): 2109-2114.

174. Palla I, Trieste L, Tani C, et al.A systematic literature review of the economic impact of ankylosing spondylitis.Clin Exp Rheumatol, 2012, 30 (4 Suppl 73): S136-141.

175. Boonen A, Sieper J, van der Heijde D, et al.The burden of non-radiographic axial spondyloarthritis.Semin Arthritis Rheum, 2015, 44 (5): 556-562.

176. Sieper J, Hu X, Black CM, et al.Systematic review of clinical, humanistic, and economic outcome comparisons between radiographic and non-radiographic axial spondyloarthritis.Semin Arthritis Rheum, 2017, 46 (6): 746-753.

177. Malinowski KP, Kawalec P.The indirect costs of ankylosing spondylitis: a systematic review and meta-analysis.Expert Rev Pharmacoecon Outcomes Res, 2015, 15 (2): 285-300.

178. Corbett M, Soares M, Jhuti G, et al.Tumour necrosis factor-α inhibitors for ankylosing spondylitis and non-radiographic axial spondyloarthritis: a systematic review and economic evaluation.Health Technol Assess, 2016, 20 (9): 1-334, V-Vi.

179. Musekamp G, Bengel J, Schuler M, et al.Improved self-management skills predict improvements in quality of life and depression in patients with chronic disorders. Patient Educ Couns, 2016, 99 (8): 1355-1361.

180. Song IH, Brenneis C, Hammel L, et al.Ankylosing spondylitis self-help organisations - do members differ from non-members?Joint Bone Spine, 2016, 83 (3): 295-300.

181. Leung YY, Kwan J, Chan P, et al.A pilot evaluation of Arthritis Self-Management Program by lay leaders in patients with chronic inflammatory arthritis in Hong Kong. Clin Rheumatol, 2016, 35 (4): 935-941.

182. Zangi HA, Ndosi M, Adams J, et al.EULAR recommendations for patient education for people with inflammatory arthritis.Ann Rheum Dis, 2015, 74 (6): 954-962.

183. 冀肖健, 朱剑, 杨金水, 等 . 基于脊柱关节炎智能移动管理系统的队列研究：449 例强直性脊柱炎患者基线期临床数据分析 . 中华风湿病学杂志，2016，20（10）：669-673.

184.《"互联网＋社区卫生健康管理服务"标准化建设指南》制定组 ."互联网＋社区卫生健康管理服务"标准化建设指南 . 中华全科医师杂志，2017，16（4）：258-272.

185. 田华，李沭，张相林 . 慢病管理模式的国内外现状分析 . 中国药房，2016，27（32）：4465-4468.

186. Chen J，Veras MM，Liu C，et al.Methotrexate for ankylosing spondylitis. Cochrane Database Syst Rev，2013，（2）：CD004524.

187. Xue HX，Fu WY，Cui HD，et al.High-dose thalidomide increases the risk of peripheral neuropathy in the treatment of ankylosing spondylitis.Neural Regen Res，2015，10（5）：814-818.

188. Li H，Guo F，Luo YC， et al.Efficacy of tripterygium glycosides tablet in treating ankylosing spondylitis: a systematic review and meta-analysis of randomized controlled trials.Clin Rheumatol，2015，34（11）：1831-1838.

出版者后记

Postscript

科学技术文献出版社自1973年成立即开始出版医学图书，40余年来，医学图书的内容和出版形式都发生了很大变化，这些无一不与医学的发展和进步相关。《中国医学临床百家》从2016年策划至今，感谢600余位权威专家对每本书、每个细节的精雕细琢，现已出版作品近百种。2018年，丛书全面展开学科总主编制，由各个学科权威专家指导本学科相关出版工作，我们以饱满的热情迎来了《中国医学临床百家》丛书各个分卷的诞生，也期待着《中国医学临床百家》丛书的出版工作更加科学与规范。

近几年，中国的临床医学有了很大的发展，在国际医学领域也开始崭露头角。以北京天坛医院牵头的CHANCE研究成果改写美国脑血管病二级预防指南为标志，中国一批临床专家的科研成果正在走向世界。但是，这些权威临床专家的科研成果多数首先发表在国外期刊上，之后才在国内期刊、会议中展现。如果出版专著，又为多人合著，专家个人的观点和成果精华被稀释。为改变这种零落的展现方式，作为科技部所属的唯一一家出版机构，我们有责任为中国的临床医生提供一个系统展示临床研究成果的舞台。为此，我们策划出版了这套高端医学专著——《中国医学临床百家》丛书。

"百家"既指临床各学科的权威专家，也取百家争鸣之义。

丛书中每一本书阐述一种疾病的最新研究成果及专家观点，按年度持续出版，强调医学知识的权威性和时效性，以期细致、连续、全面展示我国临床医学的发展历程。与其他医学专著相比，本丛书具有出版周期短、持续性强、主题突出、内容精练、阅读体验佳等特点。在图书出版的同时，同步通过万方数据库等互联网平台进入全国的医院，让各级临床医师和医学科研人员通过数据库检索到专家观点，并能迅速在临床实践中得以应用。

在与作者沟通过程中，他们对丛书出版的高度认可给了我们坚定的信心。北京协和医院邱贵兴院士说"这个项目是出版界的创新……项目持续开展下去，对促进中国临床学科的发展能起到很大作用"。中国人民解放军第二军医大学孙颖浩校长表示"我鼓励我国的泌尿外科医生把自己的创新成果和宝贵的经验传播给国内同行，我期待本丛书的出版"；北京大学第一医院霍勇教授认为"百家丛书很有意义"。我们感谢这么多临床专家积极参与本丛书的写作，他们在深夜里的奋笔，感动着我们，鼓舞着我们，这是对本丛书的巨大支持，也是对我们出版工作的肯定，我们由衷地感谢作者的支持与付出！

在传统媒体与新兴媒体相融合的今天，打造好这套在互联网时代出版与传播的高端医学专著，为临床科研成果的快速转化服务，为中国临床医学的创新及临床医师诊疗水平的提升服务，我们一直在努力！

科学技术文献出版社

2018 年春

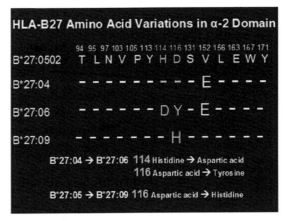

彩插 1　疾病相关亚型（*HLA-B*27:04*、*HLA-B*27:05*）及与疾病无明显关联的亚型（*HLA-B*27:06*、*HLA-B*27:09*）在 α-2 结构域的氨基酸变异（正文见 016 页）

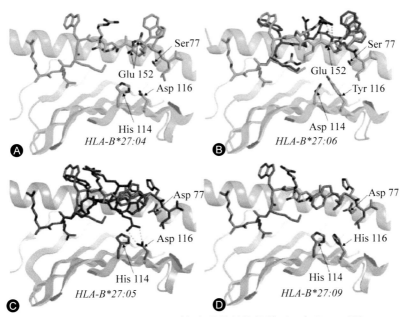

彩插 2　四种 *HLA-B*27* 亚型复合物的结构比较（正文见 016 页）

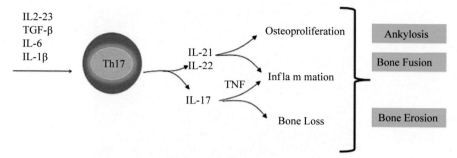

彩插 3　骨形成与骨吸收的简要示意图（正文见 041 页）